JN260517

アルコール・薬物・ギャンブルで悩む
**家族のための**
# 7つの対処法
# CRAFT
クラフト

吉田精次 ＋ ASK（アルコール薬物問題全国市民協会）

## はじめに

　CRAFT（クラフト）は、アメリカで開発された家族プログラムです。飲酒問題を抱えた人や非合法薬物を乱用している人に対し、家族がこのプログラムにそって治療をすすめたところ70％前後が成功という、めざましい研究報告が相次いで出されています。

　本書はCRAFTプログラムを、家族の自習用ワークブックとしてまとめたものです。家族教室のテキストや、援助者のためのガイドとしても役立つと思います。

　本書のもとになっているのは、ASK発行の季刊『Be！』109～115号の連載「CRAFT誌上家族教室」です。徳島県・藍里病院で作成された外来プログラム資料と、同院副院長・吉田精次医師の臨床経験をもとに、ASKが企画・構成しました。
　この連載はアルコール問題が中心でしたが、単行本化にあたって内容を大幅に改編し、薬物・ギャンブル問題に悩む家族の方にも使えるようにしてあります。

　悩んでいるご家族が、このワークブックの中に解決法を見つけられることを祈ります。

ASK（アルコール薬物問題全国市民協会）

# もくじ

《はじめに》……3

《解説》CRAFT とは何か？ ……9

## 【1】状況をはっきりさせよう ……15
ワーク1　何がきっかけになっている？　……16
ワーク2　兆候を整理する　……18
ワーク3　飲酒・薬物・ギャンブルの影響　……20
ワーク4　1週間にどれぐらい？　……22
ワーク5　流れをつかむ　……24
ワーク6　シナリオを変える　……26

《解説》緊急度を確かめる　……29

## 【2】安全第一（暴力への対策）……31
ワーク1　暴力とは？　……32
ワーク2　危険信号を見つける　……36
ワーク3　自分の場合は？　……38
ワーク4　安全な対応を練習する　……40

《解説》アサーティブに伝える意味 ……44

# 【3】コミュニケーションを変える ……47
　ポイント1　「わたし」を主語にする ……48
　ポイント2　肯定的な言い方 ……51
　ポイント3　簡潔に言う ……52
　ポイント4　具体的な行動に言及 ……53
　ポイント5　感情に名前をつける ……54
　ポイント6　責任を一部受け入れる ……55
　ポイント7　思いやりのある発言 ……56
　ポイント8　支援を申し出る ……56

《解説》プラスの面に注目する ……58

# 【4】望ましい行動を増やす方法 ……59
　ワーク1　考えつく「ごほうび」は？ ……62
　ワーク2　相手を評価する言葉 ……64

# 【5】イネイブリングをやめるとは？ ……67
　ワーク1　今までやってきたこと ……68
　ワーク2　代わりの手段を考える ……78

《解説》「家族も楽になっていい」 ……81

## 【6】あなた自身の生活を豊かにする ……83
　ワーク１　自分をほめる　……85
　ワーク２　自分にごほうびをあげる　……87
　ワーク３　計画を立てる　……88
　ワーク４　「適任者」を探す　……90
　ワーク５　望みを具体的にする　……91
　ワーク６　伝え方を考える　……92

《解説》回復の選択肢とタイミング　……93

## 【7】治療をすすめる ……95
　ワーク１　どんなチャンスがある？　……98
　ワーク２　どんな言葉で伝える？　……101

《おわりに》
メイヤーズ博士のCRAFTワークショップから
「自分を心から気遣う人がいる」とわかれば、治療につながる！　……105

表紙・扉イラスト　うえだのぶ

**解説**

# CRAFTとは何か？

吉田精次

　アルコール依存症治療に携わっていて、一番多く家族から受ける相談は「本人は受診する気がない。どうしたらいいか？」というものです。

　薬物やギャンブルの問題でも同様なのですが、家族は悩み、困り果てているにもかかわらず、本人はなかなか問題を認めません。治療や相談の場に行くことには強く抵抗します。

　なんとか受診させたいと願う家族に対して、病院のスタッフが「本人に酒をやめる気がないならどうしようもありません」とか「本人が底をつくまではどうしようもありません」と言う場合があります。家族にとって、やっと治療機関にかけたハシゴを足元からはずされるようなものではないでしょうか。

　私がアルコールの治療を始めた当時、相談に来た家族に提案できたことはさほど多くありませんでした。家族がかけたハシゴを私自身がはずした経験もあり、後悔と自責の気持ちの中で、なんとかならなかったのか……と自問することも多々ありました。

　ところが、三重県の猪野亜朗先生からの情報を手がかりにCRAFTというプログラムに出会い、活用し始めたところ、本人が治療に結びつく確率が格段に高まったのです。

# すでに持っているが
# 効果的に使えていない力

　ではCRAFTとは？
　アメリカのニューメキシコ大学精神科教授、ロバート・J・メイヤーズ博士らが開発した、アルコール・薬物依存症者と家族のためのプログラムで、Community Reinforcement And Family Training（コミュニティ強化法と家族トレーニング）の頭文字をつなげています。
　名前の後半にある「家族のトレーニング」とは、主にコミュニケーションのトレーニングです。
　前半の「コミュニティ」は、日本語では地域や共同体となりますが、ここでいうのはそこまで大きな集団ではなく、本人や家族をとりまく、友人、知人、同僚、上司、親戚などを指していると考えてください。
　CRAFTの特徴を、メイヤーズ博士らの言葉を借りつつ挙げると、次のようなものです。

●家族など依存症者の周囲にいる人が自らのコミュニケーションを変えることで、対立を招かず治療へつなげることが可能
●家族が持っていない力を教えこむのではなく、「すでに持っているけれど効果的に使えていない力」が使えるようトレーニングする
●たとえ依存症者が治療につながらなくても、問題行動が減ったり、家族がもっと楽に暮らせる（感情・身体・対人関係面で）効果がある

## 五里霧中ではなく
## 先の展望が見える

　私は2008年に、CRAFTの家族向けガイドブック『Get Your Loved One Sober』（※）を入手し、2010年からは院内での家族教室のプログラムをこの内容に沿ったものにしました。
　今まで家族が自分の行動を振り返るときは反省と後悔と自責しかなかったのですが、CRAFT導入後は「今までの経験を生かせばいいとわかった」など前向きな感想が多く聞かれるようになりました。五里霧中ではなく先の展望が少し見える中での勉強です。そして、「頭でわかっただけでは使えない」と気づいた家族は、日常の中で練習を始めます。
　まさにメイヤーズ博士が言うような「家族が今まで使えていなかった力を使えるようになる」「本人が治療につながりやすくなる」「家族が生き生きする」という効果が出たのです。アルコール、薬物だけでなく、ギャンブル問題でも、大きな手応えを感じています。
　CRAFTはアメリカではすでに広く普及し、その効果についてもエビデンス（証拠となるデータ）が蓄積されています。
　本人の治療導入率の比較研究で、「家族に自助グループへの参加を勧める」方法では成功率が約10％、問題への直面化をうながす「ジョンソン・モデル」では約30％、CRAFTは64％を超えています。また、違法薬物乱用者の74％がCRAFTにより治療開始という結果も出ています。
　本人が治療に結びつかなくても、家族自身のメンタルケアに有効であると示したデータもあります。

# 家族に我慢を強いる
# 必要はない

　では日本の私たちにとって、CRAFTは今までのやり方と何が違うのでしょう。

　CRAFTに組み込まれている要素自体は、既に使われているものが多くあります。たとえばコミュニケーション法として「アサーティブ・トレーニング」が使われていることや、よかれと思ってやったことが結果的に問題を進行させてしまう「イネイブリング」の考え方などです。

　ただし、それらを「こうしなければダメ」とすべて決まった形で上から教えるのではなく、家族それぞれの状況の中で、実行可能なこと、効果的と思われることを見つけ出し、行動に移せるようにするのが特徴です。実際にこのプログラムの通りやってみると「確かにうまくいく」ことを発見しました。

　アルコール・薬物・ギャンブル問題への対応に慣れていないスタッフの場合でも、流れがひとつのパッケージとなっていることで、この道筋に沿っていけば、家族からの相談に応えることができます。

　では、家族の側にとっては？
……従来のやり方とCRAFTとの違いは、さらに大きいでしょう。

　今までの家族教室では、「家族は口にチャック。小言はやめましょう」のように、やってはいけないことを列挙して、家族に我慢させることになりがちでした。しかも、今まで大変な中で一生けんめいやってきたことを、否定され責められたように感じて、「私が悪かったのね」と落ちこむ家族も多かったと思います。

CRAFTは「言ってはいけない・してはいけない」のではなく、言ってよいのだ、むしろ、言わなければいけないこともある、というのが前提。その上で、「言い方はこうしましょう」と教えてくれるのです。

## 藍里病院での CRAFTの流れ

　当院でのCRAFT活用の流れをご紹介しておきましょう。導入当初の頃から何度もの試行錯誤を重ねて、現在の形になりました。

　まず私がご家族の面接をし、状況が適切であれば、CRAFTプログラムの説明をし、ご家族が希望されたらプログラムに導入します。

　このプログラムは外来での個人セッションですが、何回も通って勉強をする余裕がない場合もあります。家族が心身ともに限界だったり、暴力を受けるリスクが高い、本人が足腰立たない状況になっている、などです。

　緊急性が高いケースでは、初回の相談の際にCRAFTのエッセンスだけを伝えます。ご本人をまずは病院に連れてこられるよう、こんなタイミングで、このように話してくださいと教えて、その通りを機械的に実行してもらうのです。こうして家族と本人の命・安全を確保した上で、回復を軌道に乗せるため、また家族自身の人生が改善するように、改めてCRAFTを学んでもらいます。

　さて、CRAFTプログラムは臨床心理士と精神保健福祉士が担当しています。ワークブックをもとに、導入にあたる第1回と、続く7つのテーマで、合わせて全8回です。ただし状況を見ながら順序や進み方を加減します。必要に応じて私の面談も組み込みます。

個人セッションが終了する頃、CRAFTプログラムを使った家族教室である「依存症勉強会」に導入します。勉強会は月1回で、すでに治療につながっている患者さんのご家族も多数参加されています。
　なお、家族の集まる場としてはもうひとつ、自由に体験を語ったり、治療者に質問したりする「意見交換会」も月1回行なわれています。

※2013年に金剛出版より『CRAFT　依存症家族のための対応ハンドブック』の邦題で出版されました。

# ① 状況をはっきりさせよう

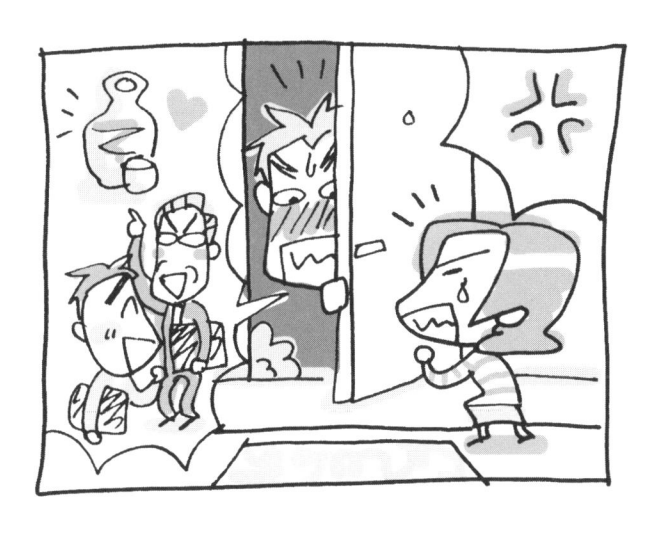

CRAFTプログラムの始まりは、目的をかなえるために情報を整理することです。目的とは、何でしょうか？

＊アルコール・薬物・ギャンブルの問題がある人が、治療や回復の場所につながること。

＊または、その人の抱える問題が大幅に軽減されること。

＊少なくとも、その人の行動によって家族の日常が台無しになるのを避けることでしょう。

　実はそのために必要な情報を、家族はすでに持っているのです。

　さっそくですが、ワークを2つ、やってみましょう。

## ワーク1　何がきっかけになっている？

　本人は、どんなきっかけで飲酒・薬物使用・ギャンブルを始めますか？

　あるいは、どんなことがあるとストップがきかなくなるでしょう？（酔いつぶれるまで飲むなど）例を挙げた中であてはまるものにチェックし、他にもきっかけがないか、振り返ってみましょう。

**例**

- ☐ 職場でイヤなことがあったとき
- ☐ 誰かのことで文句があるとき
- ☐ 眠れないとき
- ☐ 心配事があるとき
- ☐ イライラしたとき

☐ 忙しすぎるとき

☐ 疲れたとき

☐ 緊張をしずめたいとき

☐ お祝いしたい気分のとき

☐ 友人に誘われたとき

☐ 家族とケンカしたとき

☐ 翌日が休みのとき

☐ お金があるとき

そのほかに、どんなきっかけがありますか？

「何もきっかけがなくても毎日、飲み屋・パチンコ屋に行っている」「いつどこで薬を使っているか、わからない」などの場合でも、本人にとって「飲酒・薬物・ギャンブルの理由」になりやすいものがないか、考えてみましょう。

...................................................................................................................

...................................................................................................................

...................................................................................................................

...................................................................................................................

...................................................................................................................

## ワーク2 兆候を整理する

　飲酒問題に悩んでいる家族は、本人が隠れて飲んだとしても「何だかおかしい、また飲んでいる」とわかる場合が多いものです。においをかいだりしなくても、ちょっとした行動や外見上の違いでお見通しなのです。

　薬物使用も繰り返されるうちに、本人は隠していても「変だな」「あのときと同じだ」と気づくようになります。

　ギャンブルは、やや異なります。やっても酩酊しないので、上手に隠すことができ、家族が気づきにくい面があるのです。でも、ちょっと変だとか、後から考えるとあれは……と思えることもあるでしょう。

　一体どんな兆候があるのか、自分の感覚を整理しましょう。

**飲んでいる・薬物を使っている・ギャンブルの問題が起きている……と感じられる兆候の例**

( ) 視線を合わせない

( ) ガムや飴を口に入れている

( ) 一人になりたがる

( ) 話しかけても上の空

( ) むっつり不機嫌

( ) 不自然に機嫌がよい

( ) 「おまえが○○だから飲みたくなる(薬物使用・ギャンブルをやりたくなる)」のような言い方をする

( ) 聞いていないことまで説明する

( ) 説教を始める

( ) 無理やり子どもにかまう

( ) ぐちっぽくなる

( ) 目がすわっている

( ) 声が大きくなる

( ) ろれつが回らない

( ) 気分が急に変わる

そのほかに

................................................................................................

................................................................................................

................................................................................................

................................................................................................

................................................................................................

................................................................................................

多くの家族は、本人が隠している事実を読みとったり、これからどうなるかをかなり正確に予測できたりします。

　問題をどうにかしようとがんばってきた間に、それだけの観察力や判断力を身につけたのだということに気づいておきましょう。

　こうした力は、まずい方向に働くと、漠然とした不安に一日中さいなまれたり、すべてを否定的に見たり、ということになりがちです。なぜなら本人の行動には、まずい兆候があまりにたくさんありますから。

　けれど家族が蓄えてきた力を有効に使えば、毎日の流れを変えていくことも可能です。家族が持っている有益な情報と知恵を、目的のために役立てましょう。

　ではワークを続けます。

## ワーク3　飲酒・薬物・ギャンブルの影響

　この問題によって、家族や本人にどんな影響が出ているかを調べます。マイナスだけでなくプラス面があるなら、それも書きます。

　たとえば家族にとっては、問題が大きな負担になっていると同時に、「自分がしっかりしなければ」という張り合いをもたらしている場合も多いのです。こうしたプラス面に気づいていれば、本人が回復に向かったときに予想外の「がっくり」を味わうことを防げます。

　本人と家族への、よくある影響の例を挙げますので、思い当たるものにチェックし、そのほかにも影響があれば書いておきましょう。

【本人】【家族】

( 　 ) ( 　 ) 体調が悪い・身体の病気

( 　 ) ( 　 ) 憂うつ・気分が晴れない

( 　 ) ( 　 ) 罪悪感や恥ずかしさ

( 　 ) ( 　 ) 飲酒（薬物・ギャンブル）で機嫌がよくなる

( 　 ) ( 　 ) 飲酒（薬物・ギャンブル）で人づきあいができる

( 　 ) ( 　 ) 仕事の遅刻や欠勤・学業不振

( 　 ) ( 　 ) 仕事を失う

( 　 ) ( 　 ) 家事や子育てが困難

( 　 ) ( 　 ) 経済的な問題・借金

( 　 ) ( 　 ) 逮捕される不安など法的な問題

( 　 ) ( 　 ) 友人・知人とのトラブル

( 　 ) ( 　 ) 近所で評判が悪い

( 　 ) ( 　 ) 暴力の問題

( 　 ) ( 　 ) 心配事が頭から離れない

( 　 ) ( 　 ) 夫婦・親子の関係が悪化している

( 　 ) ( 　 ) ……………………………………………………………

( 　 ) ( 　 ) ……………………………………………………………

( 　 ) ( 　 ) ……………………………………………………………

( 　 ) ( 　 ) ……………………………………………………………

## ワーク4　1週間にどれぐらい？

　アルコールを例にしたワークです。

　薬物・ギャンブルに関しては、このワークを参考に、本人が過ごしている1週間を推測してみてください。薬物ならば使っていると感じる薬の種類や頻度、ギャンブルならば費やしているお金や時間、などです。

　さて、本人は平日にどのぐらい飲んでいますか？　週末は？

　多くの家族は「またあんなに飲んで！」と思っていても、それがどれぐらいなのか計算したことはないものです。24時間監視しているわけにはいかないので正確な計算は不可能ですが、「本人はこう言っているけれど、実はもっと飲んでいるはず」など、日頃からのカンがあると思います。

　1単位の図を参考に、1週間の飲酒量を推計してみてください。

### アルコールの1単位（2ドリンク）＝純アルコール20gを含む酒類

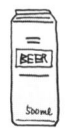

**ビール**
アルコール約5%
中瓶1本
（500ml）

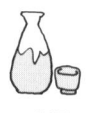

**日本酒**
アルコール約15%
1合
（180ml）

**ウィスキー**
アルコール約43%
ダブル1杯
（60ml）

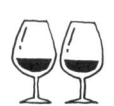

**ワイン**
アルコール約12%
小グラス2杯
（200ml）

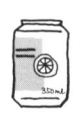

**チューハイ**
アルコール約7%
1缶
（350ml）

**焼 酎**
アルコール約25%
コップ半分
（100ml）

|   | 飲酒量／薬物の種類や頻度／ギャンブルのお金と時間 | 何か書き留めておきたいことがあれば |
|---|---|---|
| 月 |   |   |
| 火 |   |   |
| 水 |   |   |
| 木 |   |   |
| 金 |   |   |
| 土 |   |   |
| 日 |   |   |
| 合計 |   |   |

　1週間の様子を推測して書き出してみると、多くの家族が「気持ちが落ち着いた」「なんだかスッキリした」と言います。今までは怪物の影だけが見えていたけれど、しっかり観察して正体を突きとめた、という感じではないでしょうか。(誤解のないよう言っておきますが、怪物とは飲酒・薬物・ギャンブル問題を指すのであって、問題を抱えた人そのものを指すのではありません。彼らもまたこの問題に苦しんでいるのです)

※アルコールについて、厚生労働省は1日平均1単位程度を「節度ある適度な飲酒」としています。これは男性の場合。女性・高齢者・お酒に弱い人は半分ぐらいに。

## ワーク5　流れをつかむ

　アルコール・薬物・ギャンブルの問題がある家庭では、毎日のように同じようなトラブルが繰り返されていることが多いものです。まずはA子さんの例をあげます。

### その日の状況
「今日は飲まないで早く帰る」と夫が約束したのに、結局は夜10時過ぎに酔っぱらってそっと帰宅した。

### そのときの会話
私「飲まないって言ったのに。せっかく作った夕食、無駄になったわ！」
夫「なんだよ、疲れて帰るなり仏頂面じゃイヤになるよ」
私「ごまかさないで。なんで約束守らないの！」
夫「部長に誘われたんだよ」
私「だったら電話ぐらいすればいいでしょ！　どうして待っている私のことを考えてくれないの！　いつだって約束守ったことがないんだから！」
夫「うるさいな。まったく、やってられないよ！」

### それから起きたこと
夫は家を飛び出し、飲酒運転でコンビニに酒を買いに行った。
私は、事故を起こすのではないかという不安、逮捕される心配、悲しさ、怒りなどで、眠れなかった。
夫は明け方まで飲み、翌日は欠勤した。

この例にならって、最近あったトラブルを書いてみましょう。

**その日の状況**

..................................................................................

**そのときの会話**

..................................................................................

..................................................................................

..................................................................................

..................................................................................

..................................................................................

**それから起きたこと**

..................................................................................

..................................................................................

## ワーク6 シナリオを変える

しょっちゅう繰り返されているトラブルを、別の筋書きに変えることを考えてみましょう。どのセリフ、どの行動を変えたら、まずい結果になるのを止められるでしょう？

A子さんは、冒頭の一言から変えてみました。

### その日の状況
夫が夜10時過ぎにそっと帰宅。

### 新しい会話
私 「帰りが遅くて不安だったわ。夕食作ってあるけど、今から食べる？」
夫 「いらない」
私 「飲んできたみたいね」
夫 「部長に誘われたんだよ」
私 「今度は電話をちょうだいね。そうすれば心配しないですむし」
夫 「わかった、わかった。いや〜まったくあの部長はしつこくてさ。……ちょっと、水、くれるかな」
私 「悪いけど私、酔っている人と一緒にいるとつらいの。水は自分でどうぞ。先に休ませてもらうわ」

### 結果の予想
夫がヤケになって飲酒運転したり、私が一晩中眠れなくなるようなことは避けられるだろう。

ワーク5であなたが書いた会話を、新しい筋書きに変えてみましょう。

**その日の状況**

..................................................................................

**新しい会話**

..................................................................................

..................................................................................

..................................................................................

..................................................................................

..................................................................................

**結果の予想**

..................................................................................

..................................................................................

..................................................................................

うまい策は、一度では浮かばないかもしれません。

　それでもいいのです。

　現実性があるか、効果が上がるかどうかはともかく、今までと違うやり方を検討してみるだけでも、非常に役立ちます。

　多くの家族が、ちょっとした言い方や行動を変えることで、多少とも流れが変わるのだ……ということを日常で経験することで、徐々に自信をつけていきます。

　同時に、毎日の憂うつやイライラから抜け出すようになるのです。

**解説**

# 緊急度を確かめる

吉田精次

　CRAFTプログラムは、必ずしも順序通りやらなければならないわけではなく、家族の状況に応じてアレンジが可能です。ただし「暴力」のテーマには、早期のうちに取り組む必要があります。

　その理由をご説明します。

　CRAFTプログラムは、家族がコミュニケーションの方法などを練習し、飲酒問題を抱える人との関わり方を変えていくことが主眼です。

　家族がこれまでの対応を変えたとき、望ましい変化だけではなく、一時的にであれ、望ましくない反応も予想されます。特に、暴力的な反応がどの程度考えられるのかを査定することは、危険を防ぐために不可欠です。

　もうひとつ、暴力をめぐるテーマが大切な理由があります。

　すでに依存症者によって暴力が引き起こされている場合、それがどのような暴力だったのかを確認し、CRAFTプログラムが活用できるかどうかを判断しなければなりません。

　CRAFTでは、緊急度の高い暴力が日常化しているようなケースや、嫉妬妄想による暴力などは想定していません。ここで扱うのは飲酒や薬物使用・ギャンブルなどをめぐって起きがちな暴力を「防ぐ」ことが中心です。

　そこで私は個別相談の段階で、二つの側面から緊急度を見分けます。

## ●実態の深刻度

詳細に家族の話を聞き、深刻度を査定します。殴る・蹴る・叩くなどの身体的な暴力を既に経験しているなら、今後も起きる可能性は非常に高いと言えます。子どもの安全や虐待の防止も考える必要があります。

## ●本人の価値観

本人の言動から、支配意識や特権意識を査定します。相手を自分の所有物と見ていたり、「正当な理由があれば暴力をふるってもかまわない」という考え方をしているとしたら、それは断酒・断薬などだけでは変わりません。
（かつては私自身、酒が止まれば暴力も止まると考えていました。これは大きな反省点です）

　緊急度が高い場合は、CRAFTプログラム以前に、まずは安全の確保が必要になります。状況によって、信頼できる身内宅への避難や、ＤＶ被害者のシェルターを探す、などです。今後のことを考えるにも、まずは暴力の怖れのない、落ち着ける環境が欠かせません。

# ❷ 安全第一
## （暴力への対策）

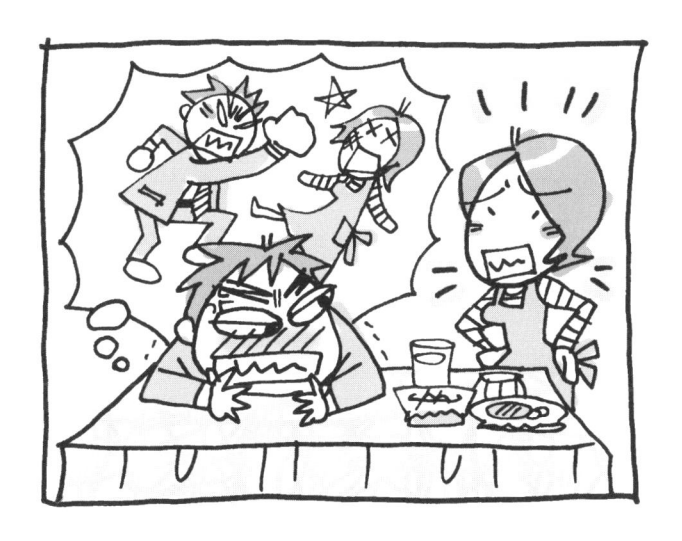

暴力を防ぐために大切なのは、まず、「暴力とは何か」がわかっていることです。そんなことは当たり前だ、言われなくてもわかっている……と思うかもしれませんが、意外に、わかっていないことが多いのです。

## ワーク1　暴力とは？

　次の設定のうち、「暴力」にあたると思うものをチェックしてください。

☐ 親戚の結婚披露宴で、夫が酔って醜態をさらした。帰宅後に妻がそのことを問いただそうとすると、夫は妻を押しのけて寝室に行った。

☐ 娘の様子がおかしいので、「どうしたの、大丈夫？　また何かへんなことしてるんじゃないだろうね」と母親が声をかけたら、娘は「いつもうるさいんだよ！」と大声をあげ、テレビのリモコンを壁に投げつけて部屋を出ていった。

☐ 妻の飲酒について口論している最中に、子どもが部屋に入ってきた。すると妻は「大人の話を邪魔するなと言っているでしょ！　出ていけっ！」と子どもに怒鳴った。

☐ 夫が不機嫌に押し黙っているため、また借金がたまっているのではと不安になった妻が「お金のこと、大丈夫だよね？」と言ったら、夫は「金、金、金！　おまえはそれしか言えないのか！」と、テーブルを叩いた。

どうでしたか？

ワーク1の例はすべて暴力にあたります。

殴ったり叩いたり蹴ったりする「身体的な暴力」だけが暴力なのではありません。暴力的な言葉で脅したり、物を破壊したり、怒りを激しくぶつけることは暴力にあたるのです。

このワークをやってみると、ほとんどの家族が、実は暴力を受けていたことに気づきます。けれど、殴られたりして実際にケガをするところまでいかないと、暴力だと思っていなかったりします。長いこと孤立無援で、誰にもつらさをわかってもらえなかった人が多いのです。

## 誰の責任か？

暴力にさらされてきた多くの家族が、「怒らせたおまえが悪い」と言われ続けています。また、暴力被害を受けた、妻・夫・親・子どもなどが「自分にも非があったのではないか」と語ることもしばしばです。

そんなことはありません。暴力はその行為をする本人の問題です。ふるわれた側に責任はありません。

●暴力とは、自分の気に入らないことがあったときに、相手を支配・コントロールするために用いられる、間違った力の行使
●その人は、苛立ちと怒りを抱え、自分の感情や行動をコントロールできない状態になっている
●その人は、100パーセント自分のことしか考えていない

もし仮に、あなたが言ったことやしたことで相手が傷ついたとしても、それを理由に暴力をふるうのは間違っています。そのことに弁解の余地はありません。

　飲酒行動を続けるため・薬物使用を可能にするため・ギャンブルを継続するために、周囲の人をコントロールしようとする――そのために最も効果的な手段の一つが「暴力」です。

　暴力を受けるということは相手に支配・コントロールされることであり、その支配・被支配関係は、そのままではずっと続きます。

　家族には暴力を受けた責任はありませんが、「暴力を受けない」ための行動を学ぶことはできるのです。

## 安全対策

　まずは、万一の場合の備えをしておきましょう。

### ① 避難用カバンと逃げ場所

　いざというとき、すみやかに避難ができるよう準備しておきます。必要なものをリストアップしてみましょう。お金・免許証・通帳や権利書など重要な書類・自分と子どもの最低限の身の回りの品……。

　できればコンパクトに荷造りして本人に見つからないところに用意しておきます。

　状況によっては、信頼できる友人や身内に、いざというとき避難させてくれるよう頼んでおき、2～3泊できるだけの用意をしたカバンを預けておくと安心です。

もちろん、避難先はホテルでもいいし、次にあげるようなDV被害者のシェルターも探してみるとよいでしょう。

### ② DVについての相談場所

地域でDVについての相談に乗ってくれるところを調べておきましょう。女性センターや精神保健福祉センター、民間の相談機関、女性や母子のためのシェルターなど。

親身になってくれるところを探すことが重要です。アルコール・薬物・ギャンブルの問題をきちんと理解している機関であれば理想的。

### ③ 110番

もしも暴力から逃げられない状況に陥ったときは、110番を！ 勇気がいりますが、躊躇せずに。

## 暴力に先行するサイン

暴力は、突然現われるように思えるかもしれませんが、それは相手との距離が近いために何が起きているのか見えにくいからです。

多くの場合、少し離れて客観的に眺めると、暴力に先行するサインがあることに気づきます。

## ワーク2　危険信号を見つける

　S子さんの例をみてみましょう。息子の発言から、暴力へつながるサインとなる言い回しや言葉を見つけてください。

### その日の状況
無断で家をあけていた息子が2日ぶりに帰ってきた。

### どんなやりとりがあったか
S子「2日もどこへ行ってたの」
息子「友だちの家だよ」
S子「友だちって誰？　電話ひとつよこさないで、2日も何してたの？」
息子「うるさいなあ、小学生でもあるまいし、いちいち聞くなよ」
S子「あんたが心配だから聞いてるんでしょう！　仕事はどうしたの？　また前みたいにへんな仲間とつきあい始めてないでしょうね！」
息子「……ち、ちゃんとやってるよ！」
S子「どこがちゃんとやってるのよ！　お母さんがどれだけ……」
息子「もうわかったよ！　いい加減にしてくれ！」
S子「わかってないから言うんじゃないの」
息子「ああもう、イラつく！　黙れってば！」
S子「ちょっと待ちなさい、どこに行ってたかぐらい……」
息子「てめえ！　黙れって言ってるのが聞こえないのかよ！」

息子のセリフの中で、暴力へつながるサインとなる言葉は？

..........................................................................

..........................................................................

..........................................................................

どうでしょうか？
サインが見つけられましたか？

　Ｓ子さんのケースでは、暴力へのサインは息子のセリフの中にある３つの言葉です。
「いい加減にしてくれ」
「イラつく」
「黙れ」
　Ｓ子さんは、その兆候に気づかないまま危険ラインに踏みこんでいます。

　暴力へのサインは言葉とは限らず、たとえば「こぶしをにぎる」「落ち着きなく部屋を歩き回る」「にらみつける」「声が大きくなる」など、動作や態度などに表われる場合もあります。

## ワーク3　自分の場合は？

　あなたが最近経験した暴力があったら、それがどんなやりとりや経緯のあとで起きたか、振り返って書き出してみましょう。

**その日の状況**

..................................................................................

**どんなやりとりがあったか**

..................................................................................

..................................................................................

..................................................................................

..................................................................................

..................................................................................

### 暴力へとつながるサイン

.................................................................................

.................................................................................

.................................................................................

## 正しさより大事なこと

　ここでもう一度強調しておきますが、暴力の責任は100パーセント、それをふるった側にあります。

　けれども、実際に暴力の危険が目の前にあるとき大切なのは、物事の筋を通すことではなく、暴力を受けないことです。サインに気づき、そこで退避の行動をとることで、自分を守ることができるのです。

　次のことを覚えておきましょう。

- アルコール・薬物で「酔った」状態の人に、理を説くのは無茶である
- 暴力へつながるサインに気づいたら、おだやかにその場を立ち去るか（捨てゼリフはダメ）、話題を打ちきりにする
- 万が一、暴力が出現したら、すぐにその場から逃げる

## ワーク4　安全な対応を練習する

　具体的にどんなときに、自分はどのように行動すれば安全か、考えておきましょう。

　まずはＪ子さんが書き出した例をあげます。
　この例を参考にしながら、ワーク３であなたが書き出した「暴力へとつながるサイン」が見られたとき、あなたがとれる「安全な対応」にはどんなものがあるか考えてみてください。

### Ｊ子さんが書き出した例

| 暴力へとつながるサイン | 安全な対応 |
| --- | --- |
| 「うるさい、あっちへ行け！」と言う | 「じゃあ向こうへ行くね」と、別の部屋へ行く |
| 怖い顔でにらみつける<br>払いのけるようなしぐさをする | 「この話は聞きたくないのね。もう行くわ」と、その場を去る |
| 「またその話か！」と言う | 話題を変える |
| 「俺にかまうな！」と言う | 「わかった」と言って黙り、その場を去る |

### あなたがとれる行動

| 暴力へとつながるサイン | 安全な対応 |
|---|---|
|  |  |
|  |  |
|  |  |
|  |  |

### 導火線でもある！

　今まで見てきたようなサインは、暴力への危険を知らせているだけではありません。実は、あなた自身の気持ちをかき乱す作用も持っています。日頃からたまっている怒りや不満、心配に火をつけてしまう効果があるのです。

大切なことを話しているのに「うるさい」と遮られたら、誰だって怒りを覚えるでしょうし、「かまうな」と言われても、心配なものは心配でしょう。だからこそ、気づかないうちに巻き込まれて、暴力のワナにはまりやすいのです。

　これを防ぐため、苛立ち・不満・不安・怒りなど、自分が日ごろから抑えている気持ちに気づいておくことが大切です。

　こうした気持ちは、安全な方法で解消してください。本人に直接ぶつけるのではなく、家族教室や自助グループで話す、信頼できる仲間や治療者に話す、などです。

## 伝えるためには？

「うるさいと言われるたびに黙っていたら、本人に何も言えなくなってしまうのでは？」

　と思うかもしれません。実際、「治療を受けてと伝えたいのに、その話を出そうとすると、すごんだり睨みつけたりするから言えない」というケースも多いのです。

　けれども「怖いから言えない」のと、「状況判断をして言わずにいる」のとでは、まったく違います。後者は、自分が主導権を握っているということなのです。

●言いたいことを相手に理解してもらうためには、新しい対応法を学ぶ必要がある
●働きかけをするのは、危険が去ってから

# 「正したい」衝動に注意！

　人は、誰かが間違いをしていると、それを正したくなるものです。酒・薬物・ギャンブルの問題を抱えている人のそばにいる家族は、「正したい」気持ちでいっぱいになるでしょう。

　実際、診察室でも、本人の発言の間違いやごまかしを、徹底して正そうとする家族がよくいます。「違うんです、それは……」と本人の言葉を家族がいちいち訂正していく場面はめずらしくありません。

　もちろん家族の言い分の方が正しいのですが、ここに大きな落とし穴があります。

**「誤りを正されれば、人は行動を修正できる」と考えるのは間違いです。**

　正しいことを言われれば正しい行動ができるわけではありません。むしろ、「正しいことを言われた人」がとりがちな行動は、次のようなものです。
＊耳を貸さずに無視する
＊感情的に反発し、反論する
＊自分を守るため、攻撃に出る
　つまり、効果がないだけでなく、危険なのです。「正したい」衝動に注意しましょう。

> 解説

# アサーティブに伝える意味 　吉田精次

「コミュニケーション」をテーマにしたセッションは、ロバート・J・メイヤーズ博士の家族向けCRAFTテキストでは最後に近い章に位置づけられています。私はもっと早い方が日本の状況に合っているのではないかと考え、プログラムの3回目にもってくることにしました。

　CRAFTのコミュニケーション法は、アサーティブネスの考え方を下敷きにしています。ですからこのプログラム独自のものではありませんが、CRAFTの考え方を使って本人に働きかけるためには不可欠なスキルです。

## 言いたいことは
## 山ほどあるのに！

　私が実感している、このセッションの第一の意義は、「家族に沈黙を強いないでよくなる」ことです。

　確かに多くの家族は「言わなくてもいいこと、言っても効果のないこと」を言ってしまっています。その発言が、本人を感情的に刺激したり、飲酒や薬物使用、ギャンブルの理由に使われてしまったりします。

　ですから家族教室などでも、「イネイブリング（※）をやめること」＝「よけいなことを言わずに黙っていること」となりがちなのです。

　その結果、家族は本人に向けて語る言葉を失い、双方の間の距離が広が

ります。その分、治療開始も遅れます。もし治療の場に引っぱってくることができても、家族が経験してきた苦しさと、本人の自覚との間には、大きな隔たりができています。

　本当は言いたいことが山ほどあるのに、それを「相手に伝わるように伝える」方法を知らないため、伝えることをあきらめてしまった……そんなご家族を、私はこれまでたくさん見てきました。

　コミュニケーションのスキルは、家族が本人に伝えたいことを言葉できちんと伝えるための、大事な道具です。

　このコミュニケーション法は、単に言い方を変えるだけでなく、人間関係の持ち方、ひいては生き方の転換だと私は思っています。

　私自身、「男は黙って飯」が当たり前の中で育ちましたが、幸いにもあちこちで教育され、「黙っていては何も伝わらない」ことを知りました。一緒に仕事をしているスタッフに対しても、きちんと言語化して伝えているか？——と、ときどき自問するようになりました。そんなわけで、このセッションにはいつも熱が入ります。

※イネイブリング＝よかれと思ってやっていても、結果的に問題を進行させてしまう行動のこと

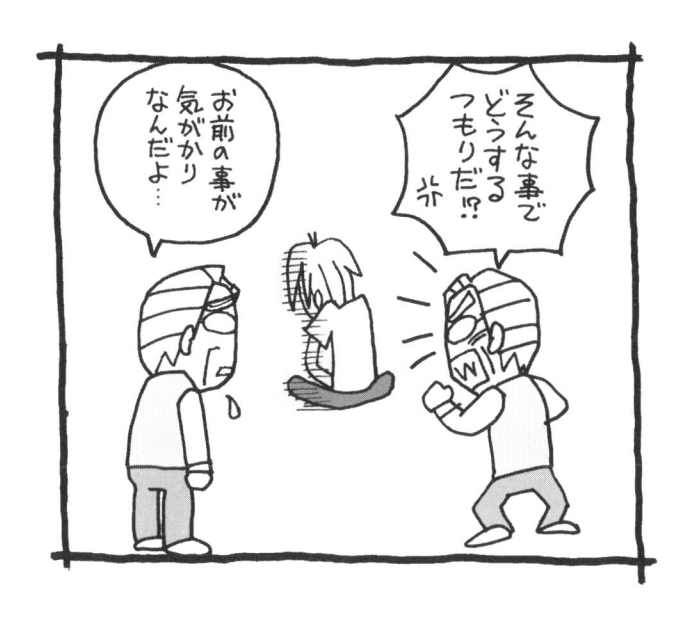

# ③ コミュニケーションを変える

家庭の中に大きな問題を抱えた人がいる、けれども本人は一向にそれを自覚せず、同じ問題を繰り返し、事態は悪化していく——当然ながら、心配になった家族は、状況をなんとかしようと説教したり責めたりしますが、本人は耳をふさいで聞こうとしません。

　この悪循環の中で、お互いの間で気持ちを伝えることが、どんどんできなくなっていきます。こうしたコミュニケーションの悪化が、問題解決をさらに難しくしてしまうのです。

　本人を治療や回復の場につなげるためには、上手な伝え方の練習が不可欠です。

　伝え方を工夫すると、本人の反発が少なくなり、意思疎通がしやすくなります。前向きな言い方が増えると、家庭全体の雰囲気も改善します。

　コミュニケーションを改善することで、周囲からのサポートも受けやすくなります。

　つまり生活全般にわたって効果が現われるのです。

## ポイント1　「わたし」を主語にする

　実はこのポイント1は、メイヤーズ博士のテキストにはありません。日常会話で主語があいまいな日本文化の中では欠かせない練習項目として、追加したものです。

　相手の悪いところを指摘するのではなく、「自分がどう感じているか」「自分は何を望んでいるか」を言葉にします。つまりそれが、「あなた」を主語にするのではなく「わたし」を主語にするということです。

「あなたは〇〇だ」と相手を主語にした言い方をすると、言われた方は攻撃されたと感じ、身構えます。反撃に出るか、逃げを打つか、どちらかになります。

では、「わたし」を主語にするとはどういうことでしょう？

例を見てください。

| 相手が主語 | 自分が主語 |
|---|---|
| こんなに遅くなるなら、（あなたは）なぜ電話一本入れてくれないの！ | 何の連絡もないから（わたしは）すごく心配したわ。今度遅くなるときは、必ず電話を入れてね。 |
| おまえはいつまでもそんなことで、これから一体どうするつもりなんだ！ | 父さんは、おまえのこれからのことが、気がかりでたまらないんだ。 |
| （あなたは）家族のことなんか、もうどうでもいいと思っているのね！ | あなたにとって家族はどうでもいいのかなって考えると、（わたしは）さびしくて悲しくなるわ。 |

あなたはどちらの言い方が多いでしょうか。おそらく相手を主語にした言い方が中心ではないかと思います。「あなたは……」という言い方が習慣になっている人は、非常に多いのです。

普段は意識せずに話している自分の言葉に、注意を向けてみましょう。「あなた」を主語にしてしゃべっていることに気づいたら、それを「わたし」を主語にして言い換える方法を考えてみましょう。

最初のうちはその場で言い換えるのは難しいので、あとから「あのときはどう言えばよかったか」と振り返って、心の中で言い直してみるとよいでしょう。
「わたし」を主語にするためには、「自分は今どんな気持ちなのか？」「何を望んでいるのか？」「相手にどうしてほしいのか？」がわかっている必要があります。
　意識的に言い換える練習をすることは、自分の感情や望みに気づくことにもなるのです。
　気がついたときのための、記入欄をおいておきます。

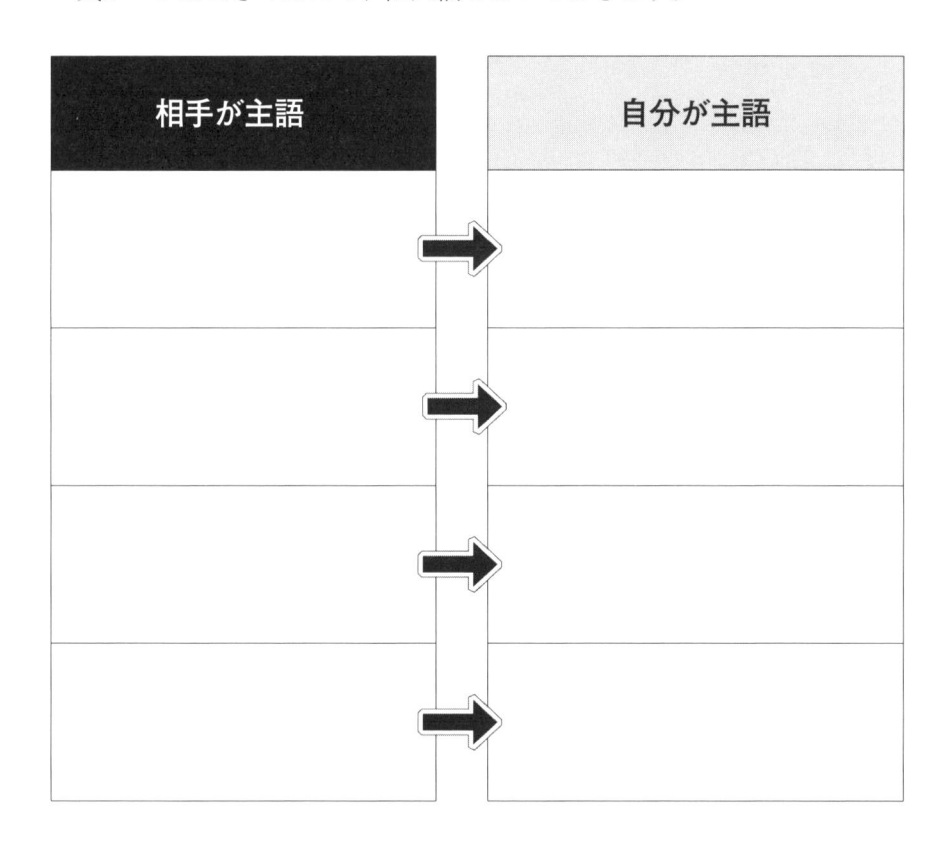

| 相手が主語 | 自分が主語 |
|---|---|
|  |  |
|  |  |
|  |  |
|  |  |

## ポイント2　肯定的な言い方

　お互いの関係に問題があると、会話にも否定的な言い方が多くなり、関係はますます悪化します。だからこそ、言い方を変えることで解決の糸口をつかむこともできるのです。

　例を見てください。

| 否定的な言い方 | 肯定的な言い方 |
| --- | --- |
| こんなんじゃ、子どもを高校に行かせることもできないわ。ああ情けない！　どうしてこんな人と結婚しちゃったの！ | 子どもは高校に行かせてあげたいわ。それでお金のことをどうするか、一緒に相談したいの。 |
| 君の言うことは、いつだって嘘ばかりじゃないか。もうこれ以上、私には耐えられない。 | 君の言葉を信じたいけど、今の話には、やっぱりどこか無理があるよ。 |
| お母さんが話そうとしているのに、あなたはちっとも聞こうとしないじゃないの！ | お母さんにとって、すごく大切な話なの。聞いてくれるかな？ |

　否定的な言い方と、肯定的な言い方、もし自分が言われたとしたら、気分はどう違うでしょうか。「否定的な言い方」をされると聞く側は本当にイヤな気持ちになるのだということが実感できると思います。

　長年の習慣を変えるのは、すぐには難しいものですが、「今までの言

い方では、いくら一生けんめい言っているつもりでも相手に伝わっていなかった」とわかるだけでも、大きな気づきです。

## ポイント3　簡潔に言う

　話が長いと、聞いている人の注意がそれてしまいます。また、話している方も、焦点がどんどんずれてしまいがちです。たとえば——

日曜日にあんなに飲むから、いつも週の初めに会社を休むことになるんでしょ。しかもそのたび私に電話をかけさせて！　風邪なんて言っても、毎週続けば嘘だってわかるわ。見え透いた言い訳ばかり、ほんとに恥ずかしい。だいたい私、あなたと結婚してから、どれだけ周りの人に言い訳してきたか。あのときだって……。

　これでは、何を言いたいのかわかりません。相手も途中で聞く気を失ってしまいます。
　簡潔に言い換えたら、どんなふうになるでしょうか。

日曜日に飲む量を減らしてほしいわ。週の初めに欠勤が続くと、会社を首になるんじゃないかと心配なの。
〈あるいは〉
あなたが飲み過ぎで会社を休む日、私が言い訳の電話をかけるのはもうやめることにしたわ。

何を言いたいのかを明確にし、一度に一つのことを言うのがコツです。長さは1〜2フレーズまでにしましょう。

この例の場合なら、自分が一番言いたいのは「日曜に飲む量を減らしてほしい」なのか、「言い訳の電話をかけるのはもうやめる」なのか、考えてどちらかを選ぶことが必要になります。

## ポイント4　具体的な行動に言及

あいまいな言い方では、望みは実現しません。たとえば「もっと家族のことを考えてよ！」とあなたが言って、「考えてるよ！」と相手が答えたら話は終わってしまいます。それに、あなたの思う「もっと」と、相手の考える「もっと」は、まったく違っているかもしれません。

抽象的なものや、外からは見えない気持ちの部分よりも、具体的な行動に注意を向けましょう。

| あいまいな言い方 | 具体的な行動に焦点をあてた言い方 |
|---|---|
| 頼むから、もっと母親らしくしてくれよ！ | 子どもの前で酔った姿を見せてほしくないんだ。せめて子どもたちが寝るまで、飲むのをやめてほしい。 |
| 自助グループに行くって言ったのに、ちっとも行こうとしないよね。ずるずる先に延ばさないでよ。 | 木曜日の夜、公民館で自助グループの集まりがあるから、一緒に行きましょう。 |

## ポイント5　感情に名前をつける

　相手の行動に反応して何かを言いたくなったとき、まず自分の気持ちに注目してください。

　今わいている気持ちが、相手への嫌悪・激怒・絶望・軽蔑など非常に強いマイナスの感情だとしたら、今それを相手に投げつけることは、事態の改善にはつながりません。

　深呼吸し、少し時間をおいて、気持ちを整理しましょう。そして、自分の中にある感情に名前をつけてみましょう。相手を否定する気持ちではなく、「心配」「不安」「悲しみ」など自分の感情であれば、相手に伝わりやすくなります。

**未整理の状態**

またパチンコでそんなに使ったの！　あなたって最低よ。子どもの修学旅行の積立だって、まだ払えずにいるんだから。あの子、あなたのせいで修学旅行も行かれなくなるわよ！　もう信じられない、ひどい父親よ！

⬇

**気持ちを整理した状態**

うちの家計がほんとにキツイっていうこと、話しておくわ。実は子どもの修学旅行の積立も今月は払えないでいるの。だからまたパチンコでそんなに使ったなんて、すごくショック……。なんとか修学旅行は行かせてあげたいの。

## ポイント6 責任を一部受け入れる

　事態の責任の大半が相手にあるとしても、少しだけ自分も責任を分かち合う言葉を入れるのは有効なやり方です。「あなたを責めているのではない」というメッセージになり、相手が頑なになるのを防げるからです。

#### 相手だけを責める言い方

よりによってこんな日に飲んでくるなんて！　彼のご両親の前で醜態をさらして、あなたは娘の婚約を台無しにするつもりなの！

↓

#### 責任を分かち合う言い方

あなたが飲んでくるとは思ってなかったから、私も動転して、みんなの前でケンカになっちゃって……お酒のことで、いつも争いになるのは悲しいわ。あの子につらい思いをさせてしまって……。

　実際には、さまざまな問題で疲弊しているご家族にとって、このやり方は非常にハードルが高いです。責任を一部でも受け入れるなどという気持ちになれないとしても、しかたありません。
　まずは「こういう言い方をすると相手に伝わりやすい」ことを頭の中で理解しておくだけでもいいと思います。

## ポイント7　思いやりのある発言

思いやりとは「相手の側に立ってみる」ことです。たとえば──

病院に行くって言ったのに、どうして今日になって行かないなんて言いだすのよ！
↓
気が進まない気持ちはわかるわ。でも今日はぜひ、一緒に病院に行ってほしいの。

　このように、相手の側から考えた一言を添えることで、相手は守りに入らずに話を聞くことができます。
　これもポイント6と同じく高度です。私はご家族にこんなふうに話すこともあります。
「本当にその気になって言わなくてもいい。まずは形だけでも真似してみること、つまり演技でいいんです。形だけでもできるようになると、気持ちは後からついてくるものです」

## ポイント8　支援を申し出る

　相手を責めるのではなく、一緒に問題を解決することを基本にした言い方です。その例を次に挙げました。

| 相手を責める言い方 | 支援を申し出る言い方 |
|---|---|
| 酒なんかいつでもやめられるって言ってるけど、ちっともやめないじゃない。いつになったらやめるのよ？ | お酒をやめるのは本当に大変なことなんだって病院で聞いたわ。どうしたら助けになるかしら？ |
| やっと外来に通い始めたのに、また薬を使ったなんて！今までの苦労もこれで台無しじゃない！ | 外来に通い始めたところで使っちゃって、あなたもガックリでしょうね。でも今までよくがんばったよ。もう一回やってみるなら、お母さんは応援するよ。 |

　さて、以上が8つのポイントですが、長年習慣になったコミュニケーションを変えていくのは一朝一夕にはできません。

　まずは「わたし」を主語にすることから、一つずつ練習していくとよいでしょう。

　効果は意外に早く実感できます。

　というのも、今までやっていたこと（相手を責める感情をぶちまけてしまったり、つのる思いがあるため長々と話すことになったり）をストップするだけで、相手の反応は変わります。

　さらに話し方を工夫することで、言いたいことが相手に伝わりやすくなるのです。

※「わたし」を主語にしたコミュニケーションの練習として、通信セミナー「私を生きる」スキルⅡ《「わたしメッセージ」と感情》がおすすめです。3つのコースの通信セミナーを104ページでご紹介しています。

**解説**

# プラスの面に注目する

吉田精次

　アルコール・薬物・ギャンブルの問題がある人と暮らしていると「困った行動」ばかりが目につくものです。だからこそあえて、マイナス面に注目する前に、プラス面に意識を向ける意味があります。

　身近な例で考えてみましょう。

　たとえば小学生の子どもに、ゲームばかりしていないで学校の宿題をやってほしいとします。

「またゲームしてるの！　どうしてサッサと宿題をやらないのよ！」と叱ったり、「ドリル、2ページしか進んでないじゃないの！　8時までに終わらせないと夕飯抜きだからね！」と罰をちらつかせる方法もあります。

　しかし、これとは別の方法もあります。子どもが机に向かっているときに注目して、「ドリルを2ページやったのね。がんばっているね」と声をかけて評価し、励ますのです。

　私たちはつい、望ましくない行動に罰を与えたり、先回りして注意を与えるパターンをとりがちです。けれど、叱られ続けた子どもは、言われなければやらなくなり、さらに叱られる悪循環になりがち。よい行動に注目された子どもは、「がんばっているね」「感心だね」など、自分の行動を認められることがうれしくて、さらにがんばろうとするでしょう。

　大人も、同じことなのです。

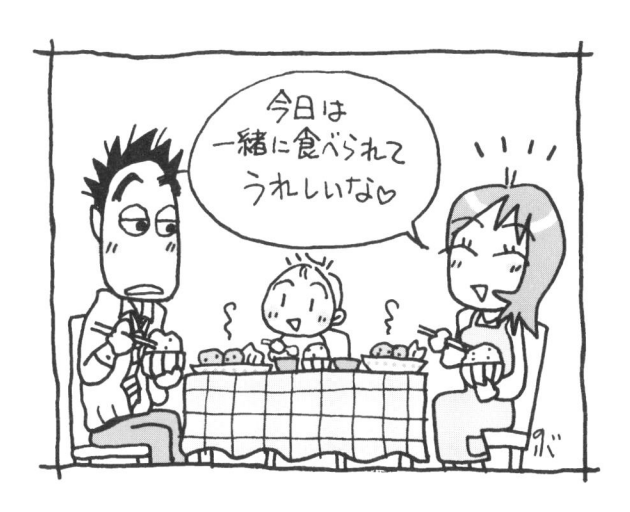

# ④ 望ましい行動を増やす方法

今回のテーマは「望ましい行動を増やす方法」です。

家族にとって、本人の「望ましい行動」とは何でしょうか？

断酒すること、薬物やギャンブルをやめること、きちんと仕事に行くこと、家族が心配しなくていいようにまともになること……。

確かにそうでしょう。

そのほかには？　今現在の生活の中で、本人の「望ましい行動」は何かありますか？

「一つもない」と答えたくなる人も多いかもしれません。

では「望ましくない行動」には、どんなものがあるでしょう？

酒を飲むこと。酔っぱらうこと。約束を破ること。嘘をつくこと。暴言を吐くこと。遅くまで帰ってこないこと。借金をすること。きちんと仕事をしないこと……いくらでも挙げられそうです。

## 罰が罰にならない？

日常を振り返ってみましょう。家族はたいてい、本人の問題行動をやめさせようと、注意したり、叱ったりしていると思います。

望ましくない行動に注目して「罰」を与えているわけです。

ところが、罰が罰としての効果を失っている場合があります。

何度も同じことを言われるうちに、本人は単に聞き流すだけになっているかもしれません。

あるいは、責められてムシャクシャした気持ちになることが、飲酒・薬物使用・ギャンブルの引き金のひとつになっているかもしれません。

さらに、ガミガミと文句を言われることが、罰どころか本人を安心させ

る結果になっていることもあります。まだ見捨てられていない、と思えるからです。まったく何の関心も示されないよりは、否定的な言葉であっても「かまってもらえばうれしい」のが人間なのです。

このように、否定的な面に注目して罰を与えようとすることが、家族の期待とは逆の結果をもたらしていることが多いのです。

悪い行動に注目するよりも、よい行動に注目して「ごほうび」を与える方が、相手を変えていく効果があります。

## 報酬を見つけよう

特定の行動をすることで、本人にとって何かよいこと（心地よいこと・喜ばしいこと）が起こると、その行動は繰り返されます。

この「よいこと」を、報酬といいます。つまり、ごほうびです。

本人にとっては、飲酒・薬物使用・ギャンブルが、大きな報酬となっています。長期的に見れば多くの弊害を生みますが、短期的にはこれ以上ない報酬を得られるために、その問題行動をなかなかやめられないのです。そして問題が進行するにつれて、生活の中から飲酒・薬物使用・ギャンブル以外の要素が失われていき、以前は大切だったことにも価値を感じなくなっていきます。

だからこそ、飲酒・薬物使用・ギャンブル以外の「ごほうび」を見つけることに意味があります。

## ワーク1　考えつく「ごほうび」は？

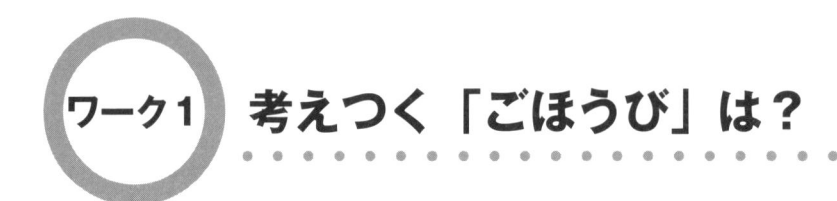

　本人が喜ぶようなもので、現実的に考えてみて、あなたが与えることが可能なものを挙げてみてください。
「本人を喜ばせる」という発想に抵抗を感じるかもしれませんが、まずは頭の体操のつもりで例を参考に考えてみましょう。

**報酬の例**
☐ 好きなおかずを作ってあげる
☐ やさしい言葉をかける
☐ 肩をもんであげる
☐ 笑顔を向ける

他に考えつくことは？

..................................................................................................................

..................................................................................................................

..................................................................................................................

..................................................................................................................

## 相手の行動を評価する

　家族が本人に与えられる報酬のひとつが、「相手の行動を正当に評価し、それを言葉にする」ことです。つまり「ほめる」こと。
　毎日の中で、ほめるような行動などない、と感じるでしょう。ほめるための材料は、家族が「それぐらい当たり前」とみなしている行動の中にあるのです。例を挙げましょう。

●ふつうに会話ができた
「こんなふうに穏やかにあなたと話ができるの、うれしいわ」と言う

●仕事に出かける
「行ってらっしゃい」と気持ちよく声をかける（しかめ面や文句でなく）

●ふだんより早めに帰ってきた
「今日は一緒にご飯が食べられて、うれしいな」と言う

●さりげなく置いたパンフレットを読んだ気配がある
「これ、読んでくれたんだね。うれしいよ」と言う

　きちんと評価をすることで、本人は自分の行動が家族に望まれ、喜ばれていることに気づきます。すると、その行動は強化されるのです。

## ワーク2　相手を評価する言葉

　最近のことをふりかえって、本人の行動で「評価できること」は、どんなことがあるでしょうか？

..................................................................................

..................................................................................

..................................................................................

..................................................................................

　それを認めてあげるのに、どんな言葉を使いますか？

..................................................................................

..................................................................................

..................................................................................

..................................................................................

飲酒・薬物・ギャンブルをやめていない相手に対して「やさしい態度」をとるのはよくない、と思いこんでいる人もいます。やさしくすると、相手の飲酒・薬物使用・ギャンブルを認めることになるような気がしてしまうのです。
　けれどそれは誤解です。
　相手を全否定していたらコミュニケーションは生まれません。
　治療を勧めるためにも、相手に気持ちを伝えることができる関係づくりは大切なのです。

〇

　息子の飲酒問題に悩んで相談に来られたご両親が、CRAFTプログラムに参加する中で、今の状態を整理し、コミュニケーションを見直し、息子さんにガミガミ言わなくなりました。
　するとある日、息子さんの方から話しかけてきたのです。
　以前だったら、ここぞとばかり説教するところでしたが、練習の成果で「話ができてうれしいわ」と言ったところ、そのまま自然に「病院に行ってみよう」という会話になり、治療が始まりました。

# ❺ イネイブリングを やめるとは？

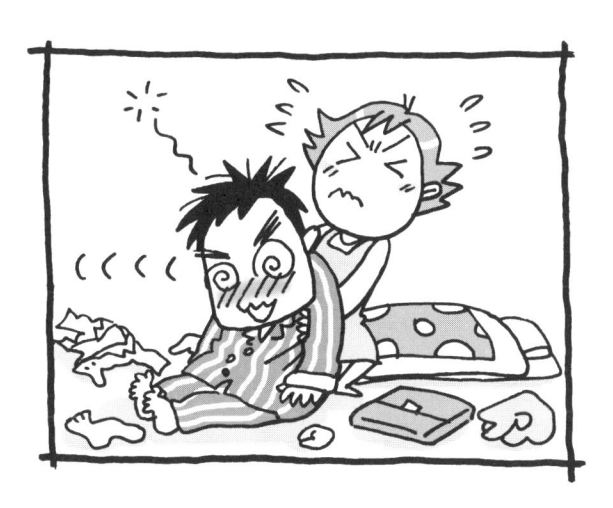

前の章では「望ましい行動」に注目する練習をしました。

次は「望ましくない行動」に対して、どうしたらよいかを考えます。

今まであなたが、相手の飲酒・薬物使用・ギャンブルの問題に対して、どのような対処をしてきたか、振り返ってみましょう。

さっそくですが、ワークです。

## ワーク1　今までやってきたこと

次のリストは、多くの家族が試してきた方法です。あなたはどうですか？

あなたもやってきた方法があれば、そのうち「効果があった」ものには○を、「効果がなかった」ものには×を入れてください。

( ) どれだけ自分のためにならないか、言って聞かせる
( ) 家族がどれだけ困っているか、訴える
( ) もう飲まない・やらないと約束させる
( ) 約束を守らないことを責める
( ) 目上の人に注意してもらう
( ) 「離婚する」「家を追い出す」「出ていく」などの脅しを言う
( ) お酒や薬物などを隠したり、処分する
( ) 迷惑をかけた相手に対し、本人の代わりにあやまりに行く
( ) 本人の不利益にならないよう、とりつくろう
( ) 借金の肩代わりをする

ほかにもあれば、書いてみましょう

(　)......................................................................................

(　)......................................................................................

(　)......................................................................................

(　)......................................................................................

(　)......................................................................................

　こうした方法を繰り返したのに相手の行動が変わっていないとしたら、その方法は効果がないと考えてよいのではないでしょうか。
　では、どんな方法なら効果があるのでしょう？
　そのことを知るためにはまず「イネイブリング」について理解しておくことが近道です。

## イネイブリングとは？

　イネイブリングとは、よかれと思ってやっているのに、結果的に相手の問題を進行させてしまうような行動です。
　たとえば、酔って壊したものを片づけたり、迷惑をかけた相手にあやまりに出かけたり、借金の肩代わりをしたとします。

家族にとっては、片づけの労力がかかるし、情けない思いをしなければならないし、手痛い出費となるでしょう。でも本人にとっては？――自分では何の苦労もせずに、事態は収まっているのです。

　無責任な行動をとっても報いを受けずにすむのなら、行動を変える必要も感じないでしょう。それを、実体験を通して学習させてしまうことになります。

　このイネイブリングのしくみこそが、問題の解決を遠ざけてしまうワナなのです。このワナの中では、二つのことが起こります。

●**家族が疲れ果てる**

　必死に面倒をみているのに、感謝されるどころか、さらに次々と問題が起きて、その対処にエネルギーをとられます。やってもやっても事態はよくならず、将来への不安や怒り、徒労感、絶望などに襲われます。

　こうして心身ともに消耗してしまうのです。

●**本人は同じ行動を続ける**

　面倒はすべて家族がかぶってくれるので、本人は痛みを感じずに飲酒・薬物使用・ギャンブルを続けることができます。自分の身体や生活のことを心配しなくても家族が代わりに心配してくれるので、あれこれ考える必要もありません。

　つまりマイナスの結果に直面することがないまま、同じ行動を続けていられるのです。

## どうしたらよいのか？

　今までイネイブリングをしてきたことで、決して自分を責めないでください。正しい知識がなければ、誰だってやってしまいます。
　このワナにはまらないために、今後は「効果のないことはやめる。効果のあることをやってみる」という考え方に切り替えてみましょう。実際に、イネイブリングをやめる効果は、絶大なのです。

●**本人との関係が改善する**
　接し方を変えれば関係も変わります。特に、自分の気持ちを伝えるコミュニケーションができるようになると関係は劇的に改善します。

●**治療・回復へのチャンスができる**
　家族が世話焼きから手を引くと本人が問題に気づきやすくなるため、治療や援助を受け入れやすくなります。

　毎日の生活の中では、「効果がないとわかっていても、今はやるしかない」こともあるかもしれません。それでも、知らずにワナにはまっているのとは違います。
　ある方法が無理だとしても、別の有効な手段を探すことができます。
　次にあげるのは、イネイブリングにあたる行動と、「その代わりに、こうしてみよう」という提案です。あなたができそうな方法を見つけて、練習してみましょう。

> イネイブリングの種類
> ## 小言・説教・叱責

　酔って帰ってきた人に向かって、あれこれと説教をするが、本人は「うるさいな」という顔をするだけ……。

　借金などお金のことが心配なので、顔を合わせるとここぞとばかりに言いつのる。でも相手はほとんど聞いていない……。

　もしも、不満を相手にぶつけるだけですべて満足なら、こんなやり方もよいかもしれません。けれども事態を変えたいならば、別の手段をとってみましょう。

## 代わりの手段

◆酔っていたり、薬物を使っている相手に話しても、たいていは無駄に終わります。別な機会にしてはどうでしょうか。

◆言いたいことがいろいろあったとしても、一度に一つのことに絞って話す方が効果的です。

◆相手を責める言い方の代わりに、「昨日はすごく心配した」「ショックだった」「どうしていいかわからなくなった」など、自分自身の気持ちや状況を伝える練習をしてみましょう。

◆夜遅くまで帰りを待つのはやめ、先に寝ることもできます。

　その場合、いきなり知らんぷりで行動を変えるよりも、「心配しながら待っているのはつらいから、遅いときは先に寝ることにします。ピンポンしても出なかったら、自分でカギを開けて入ってね」などと説明すれば、「心配している」「つらい」という気持ちも伝えられます。

### イネイブリングの種類
## 世話焼き・尻ぬぐい

　酔いつぶれた人の服を脱がせ、パジャマに着替えさせ、布団まで運ぶ。暴れて壊したものは、夜のうちにきれいに片づける……。家族にとっては大変な労力ですが、本人は朝起きて、昨夜何があったかさえ覚えていないかもしれません。きちんとパジャマを着て布団に入っているし、部屋は片づいているのですから。

　薬物で昼夜逆転しがちな本人に代わって会社に電話し休みの言い訳をしたり、薬やギャンブルで使いこんだお金の後始末をする……。本人にとっては、嫌な思いをしなくてすむように家族がかばってくれ、困りごとは家族がちゃんと片づけてくれる、ということになります。もうダメかと思った急場を救われてホッとすれば、再び薬物やギャンブルに戻ることができるわけです。

　こうして世話焼きや尻ぬぐいを続けている限り、本人は自分の問題に気づくチャンスになかなかめぐりあえません。

　では、あらゆる世話をやめるべきでしょうか？

　そうはいかないでしょう。

　たとえば、酔った人が冬に道路で寝こんでいるのをそのまま放置しておいたら、命の危険があります。

　どんな状況で、どうしたらよいのか、その判断は簡単ではありません。だからこそ、「ふだん起きやすいこと」を思い浮かべてあらかじめ作戦を練っておくとよいのです。

## 代わりの手段

◆家の中で酔って寝こんだら、布団まで運ぶ労力をかけずに、そのままにしておきましょう。

◆外で寝てしまったら、玄関まで入れて毛布などをかけ、翌朝「外で寝こんでいたので、ここまで運びました。心配だから毛布をかけました」と言えばよいでしょう。

◆壊したものは片づけずに、しらふになってから「こんなことがあって、びっくりした（ショックだった・悲しかった……）」と本人に見せ、「これをどうしましょうか」と聞くとよいでしょう。

◆床にガラスが飛び散り、家には小さな子どもがいる……など、危険がある場合は最低限の片づけをして、「危なかったので、ガラスだけ片づけました」と話す方法もあります。

◆会社を休むなら、連絡の電話は本人がかけたらどうでしょうか。本人に対しては「これ以上言い訳するのはつらいの。あなたが自分で電話してください」と話す方法があります。

◆ギャンブル・薬物などによる借金を、家族が肩代わりするのはやめることです。業者からの督促や、利息が膨らむ心配から、「早く返さなければ」と思いこんでしまう場合が多いのですが、この思いこみは間違い。次ページのコラムを参照してください。

## 借金が発覚、どうしたらいい？

　借金の保証人になっていない限り、家族に返済義務はありません。業者が家族に返済を要求することは法律で禁じられています。もしも業者から、あいまいに返済をうながすような言い方をされたら、「家族には返済する義務はありません」とはっきり言えばよいのです。それでもしつこく督促する場合、いわゆるヤミ金融の可能性があるので、連絡先を聞いて警察に届けてください。

「早く返さないと利息がふくらんで返せなくなる」と不安になったり、「借りたものを返さないのは世間に申し訳ない」という気持ちになるかもしれません。けれど借金問題は、背景にあるギャンブル・薬物・アルコールなどの問題解決の目途がつくまで、そのままにしておく方がよいのです。

　家族が肩代わりして返済すると、本人は再び借金ができてしまいます。返さずに滞納が続けば、それ以上借りられません。

　司法書士や弁護士が債務整理を行なう場合は元本が対象になるため、借金問題はあとからでも解決が可能です。早く返して身軽になってしまうと、問題が再燃しやすくなります。

## イネイブリングの種類
## 行動を管理する

　家族が、飲酒する量を決めて守らせようとしたり、酒や薬を捨てたりしても、効果はありません。本人はなんとかして隠れて飲んだり使ったりする手段を考え、追いかけっこになるだけです。無理に取り上げるなどの手段をとろうとすると、暴力を受ける危険もあります。ギャンブルをしないようずっと監視することも、事実上は不可能です。

　外で飲むよりは家で飲んだ方が安心だと考えて、酒を用意する場合もあります。これは本人にとって「家族が飲酒を認めている」ことになってしまいます。家族は飲酒を管理できるつもりでいても、制限ラインはちょっとしたことで崩れてしまいます。

## 代わりの手段

◆いくら見張っても家族の思うようにはならないなら、飲酒・薬物・ギャンブルをやるかやらないかは本人にまかせ、関わらない方が賢明です。

◆酒を与えるのは、依存症の進行に手を貸すことになります。
「あなたがこれ以上、お酒で身体をこわすのが心配だから、これからは、お酒を買っておくのをやめることにしました」と宣言するのはどうでしょうか。本人が自分で買ってくるのはしかたありませんが、自動的にお酒が出てくるよりは、自分の飲酒問題について自覚しやすくなります。

◆「酔っているあなたと一緒にいるのはつらいから、部屋で音楽を聴くことにするわ」などの形で、穏やかに気持ちを伝えることもできます。

◆お酒や金銭などを要求して暴力が起きるおそれがある場合には、とにか

く身を守ってください。いったんその場を離れる、家を出て安全な場所に避難する、など「【2】安全第一」の章を参考に対策を立てましょう。

## ワーク2　代わりの手段を考える

　今まで見てきた例を参考にしながら、あなたが今まで「こうするしかない」と思いこんでやっていた行動の中で、「やらなくてもよいこと」や、「別のやり方に変えられること」を見つけてみましょう。
　次のことを手がかりに、考えてみてください。

- 効果のないことはやめる
- 家族自身が楽になるよう考える
- 本人が自分の行動の結果に気づけるようにする
- 自分の気持ちを伝える

**今までやっていたこと**

.....................................................................

## 代わりの手段

.....................................................................

.....................................................................

**今までやっていたこと**

↓

## 代わりの手段

### 何が起きるか？

　まずは小言・説教・叱責をやめるだけでも、本人との関係が劇的に変わります。この効果を実感すると、次の一歩への力になります。

　世話焼き・尻ぬぐいをやめて「自分の行動の結果」を本人に経験してもらうことも、大切な要素です。そのとき、単に相手に関わるのをやめてしまうのではなく、「どんな理由でこうするのか」という家族の思いを伝えるコミュニケーションが不可欠です。

　なお、家族が行動を変えることで暴力の危険を感じた場合は、身を守るための方法をすぐに検討してください（34〜35ページ参照）。

　それ以外にも、次のようなことがよく起きます。一時的に事態が悪化したように見えても、それはむしろ、チャンスが近づいているのです。

●自分が不安になる

　どんなものであれ変化というのは心地が悪いもので、元のやり方に戻したくなるのは自然な心情です。

　何のために行動を変えるのか、あなたの望みを再確認しましょう。

●相手が不機嫌になる

　相手をなだめて機嫌をよくする責任は、あなたにはありません。

　あなたが行動を変えたために相手が問題に直面しているのなら、それは歓迎すべきことです。このままではまずいと感じていれば、治療も受け入れやすいからです。

●周囲が非難する

　イネイブリングをやめるのは、周囲から「冷たい仕打ち」に見えやすいので、親族などから邪魔が入る場合も多いものです。

　新しいやり方を試すにあたって、何が起きそうかを事前に予測し、治療機関で対処法を相談しておくことが大事です。

　影響力が強い年長の親族に働きかけて味方になってもらったり、可能ならば主な親族に治療機関に同行してもらって、一緒に説明を受けるといいでしょう。

> 解説

# 「家族も楽になっていい」

吉田精次

「家族が自分自身の生活を豊かにすることで、気持ちに余裕が生まれ、問題にも上手に対応できるようになる」

依存症分野での経験を重ねてきた治療・援助者は、こういう実感を持っています。実際に、自分がある程度元気で前向きな気持ちになれないと、問題に対処するのは難しいのです。

けれども問題の渦中にある家族は、なかなかそうは思えないもの。

ほとんどの方が、相談につながった当初は「自分自身のことなど、とても考えられない」「自分自身の生活を豊かになんて、とんでもない」と感じています。

「家族に無理なことをさせない」

これがCRAFTの大原則です。

家族が「これなら私にもできる」と思えるようなことを提案し、その行動を支えていくのがCRAFTによる支援なのです。

そのためにはタイミングが重要になります。

多くの家族は「依存症者の状況によって自分の気持ちが変動する」状態に陥っていますから、家族自身の生活を見つめたり充実させていくのは、依存症者にほんの少しでも「前向きな変化の兆候」が見られてからでもよいと思います。

ただし私は、プログラムの最初から、「家族も楽になっていい」「これま

での努力を認めていい」ことだけは、機会あるごとにお伝えしています。こう言われると、「目からうろこ」状態になる人もいます。「そんなこと初めて言われた」とおっしゃる家族も少なくありません。それほどに、今まで誰にも努力を認めてもらえず、逆に責められてきたのです。

　だからこそ「自分のために、自分の生活を豊かにする」ことは、大きな発想の転換ですし、事態を前向きに変えていくだけのパワーをもちます。

# 6

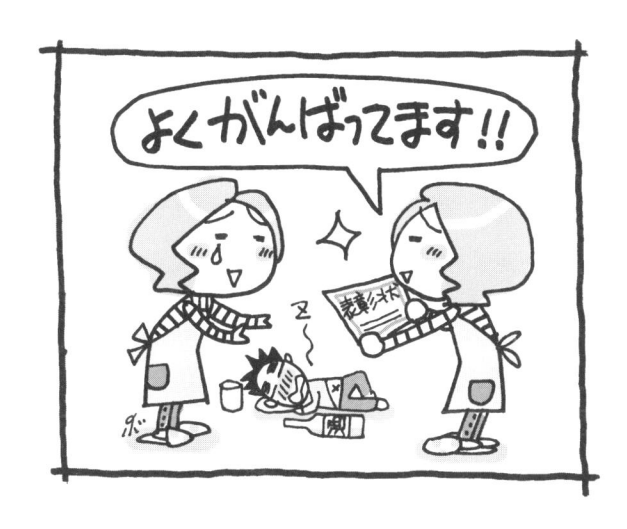

# あなた自身の生活を豊かにする

あなたは「本人の問題が解決しない限り、自分のことなんて考えられないし、考えてはいけない」と思いこんでいるかもしれません。

　でも、振り返ってみてください。

　今まであなたは、この問題をなんとかしようと、どれだけがんばってきたでしょうか？

　あなたの努力は、評価されて当然です。たとえ本人の問題が解決していなくても、自分の努力を認めていいし、楽になっていいのです。

　まずは自分をほめる言葉を、自分にかけましょう。

### 自分をほめる言葉の例

◆私って、本当によくやっている。

◆なんてがんばり屋なの！

◆人間だから間違うこともある。だけど今まで、できることを精いっぱいやってきたんだ。

◆この問題について勉強して、前向きに解決しようとしている私はえらい。

◆相談に出かけて、自分を変えようとしている私はえらい。

◆周囲の人になかなか理解してもらえないが、なんとか伝える努力を続けてきた私はえらい。

◆以前より、落ち着いて対応できるようになった。

◆今まで同じ場面を繰り返してきたが、別のやり方がないか、考えられるようになった。

◆今日は、腹が立つことがあったけれど、怒りをそのままぶつけずに、時間をおいてから対処ができた。

◆少しだけれど、自分の気持ちを言葉にして伝えられた。

## ワーク1　自分をほめる

　前ページの例の中で、しっくりくるものがあったら、声に出して言ってみましょう。

　他にも、自分がやりとげたことや（ごく身近なことでいいのです）、がんばったことなど、思いつくことを書きとめておきましょう。

## 報酬は３つのレベルで

「**【4】望ましい行動を増やす方法**」の章では、依存症者の望ましい行動に対して「ごほうびをあげる」練習をしました。

さて、あなた自身は「ごほうび」をもらっていますか？

これだけがんばってきたからには、何らかの報酬を得るべきです。

自分に対して、報酬を与えましょう。それはあなた自身の生活を豊かにすることです。

ごく身近なことでも、自分の生活を豊かにするような「ごほうび」はいろいろあります。

たとえば先ほどの「自分をほめる」ことは、お金も時間もかからないごほうびです（右ページのレベル１）。

少しだけお金や時間が必要なごほうびもあります（レベル２）。

多少まとまったお金と時間が必要なごほうびもあります（レベル３）。

以上３つのレベルの中からそれぞれ、あなたができそうなものを見つけましょう。

レベル１のごほうびは、できれば毎日でも自分に与えたいものです。それだけ大変な日々を過ごしているのですから。

そして、何か画期的なことがあったときには、ぜひレベル３のごほうびを自分にプレゼントしてください。たとえば……本人に対して今までと違う対応ができたときなどです。

## ワーク2　自分にごほうびをあげる

　下は、自分への「ごほうび」の例です。
　他に思いつくことがあれば、空欄に書きこんでおきましょう。実現できるかどうかは考えずに、まずは楽しいことを思いつくゲームのつもりで。

| レベル1 | レベル2 | レベル3 |
|---|---|---|
| 自分をほめる | 読書　日記を書く | ランチを食べに行く |
| ゆっくり風呂につかる | 絵を描く　楽器を弾く | 美容院やエステに行く |
| 散歩　ジョギング | 花を活ける　家庭菜園 | マッサージに行く |
| 昼寝　日光浴 | ガーデニング | 温泉に行く |
| 音楽を聴く　笑う | 縫い物や編み物 | 服や化粧品を買う |
| 友人とおしゃべり | 本屋をぶらぶらする | 寺社巡りをする |
| 一人になる　瞑想 | 映画を観に行く | 部屋の模様替えをする |
| 空をながめる | カラオケに行く | ジムに通う |
| なにもしないでいる | 写真の整理をする | 講座を受講する |

## ワーク3　計画を立てる

　ワーク2の表の中に、今日からでもできそうなこと、近いうちにやりたいなと思うことはありませんか？　計画を立ててみましょう。
（今はそんな気持ちになれなければ、気が向いたときにどうぞ）

**今日からやりたいこと**

..................................................................................................

..................................................................................................

**今月中にやりたいこと**

..................................................................................................

..................................................................................................

**状況が一歩進んだら、やりたいこと**

..................................................................................................

..................................................................................................

実際にあったご家族のケースをご紹介しておきましょう。

　かつてやっていた、ヨガや三味線などのお稽古を再開した人たちがいます。「今まで家を離れて出かける気になれなかったけれど、思い切って出かけてみてよかった」と話していました。

　カラオケの集まりに顔を出すようになり、その仲間たちと一泊旅行に出かけた人もいます。

　ある母親はこう話していました。

「前は、私のせいで息子はこんなになってしまったと自分を責めたり、息子の様子に一喜一憂しイライラして落ち着かなかった。今は、私は私で努力したのだから、あとは息子次第と思えるようになった。これからは自分を犠牲にしないで大事にしたい」

　同じく子どものことで悩んでいた両親は、夫婦で菜園を作って気持ちのよい汗をかくようになり、こんなふうに言っています。

「前は二人で墓参りに行っても、心配事ばかりで、息子のことをなんとかお願いしますと手を合わせるばかりでした。最近は、うれしいこともいろいろ報告できる墓参りになりました」

　なにかひとつ、小さいことから始めてみましょう。

## つながりを取り戻す

　問題に悩む家族の多くは、周囲から孤立しがちです。

　親戚や友人に話しても、わかってもらえない。誰もがまちまちな助言をして、かえって混乱する。家族がこんなことになっているなんて、恥ずかしくて話せない。……こういうことが続くうちに、心を許せる相手がいな

くなってしまうのです。

　困難な問題に立ち向かうときには、誰か一人でも支えてくれる人が必要です。自分だけで抱えこんでいると、いずれはどこかで限界になってしまいます。

　つらい気持ちを聞いてくれる人、味方になってくれる人、不安なときに一緒にいてくれる人が見つかると、精神的に楽になるし、前向きな展望が描けるようになります。

## ワーク4　「適任者」を探す

　あなたの周囲にいる人を思い浮かべて、今の状態を乗り切る支えとなってくれる人を探してみましょう。

　まず、「顔を合わせるのは気が重い人」や「会うと疲れてしまう人」は除外します。

　残った人の中で、「気分転換に楽しい時間が過ごせそうな友人」や「気持ちを打ち明けたいと思う人」がいたら、書いておきましょう。

……………………………………………………………………………………

……………………………………………………………………………………

……………………………………………………………………………………

## ワーク5　望みを具体的にする

ワーク4で適任者が見つかったら、このワークをやってください。
その人に何を望むのか、次の例を参考にして具体的にしましょう。

### 相手に望むことの例

☐ 何かおいしいものを食べに行きたいので、つきあってほしい。
☐ 相談に同行してほしい。
☐ 今まで誰にも言えなかった気持ちを聞いてほしい。
☐ つらさを理解し、支えてほしい。
☐ 暴力の危険があるかもしれないから、何かあったとき泊めてほしい。
☐ 相談に出かけるとき、子どもをみていてほしい。

## ワーク6　伝え方を考える

　次の例を参考に、相手への伝え方を考えましょう。

「実は息子の問題で困っていて、それが情けなくて、しばらく連絡もとらずにいて、ごめんね。あなたに話を聞いてほしいの。来週、どこかで会う時間をとってもらえない？」

「助言がほしいとか、何かをしてほしいのじゃなく、とにかく話を聞いてくれたらうれしい。それだけで、私にとっては勇気がもらえるの」

...................................................................................................

...................................................................................................

...................................................................................................

...................................................................................................

　周囲に適任者が見つからなくても、ガックリしないでください。
　もしもあなたがまだ、治療・相談機関や自助グループなどに足を運んでいないなら、ぜひ、行ってみることをすすめます。同じ問題に取り組んでいる仲間たちは、きっとあなたの支えになるはずです。

解説

# 回復の選択肢とタイミング 吉田精次

　さて、CRAFTプログラムの最終章「治療をすすめる」に入る前に、断わっておきたいことが2つあります。

　1つ目は――治療といっても「どこでもいいから精神科に行って薬を出してもらえば治る」というものではありません。ぜひとも、アルコール・薬物・ギャンブル問題についての専門治療プログラムをもつ病院やクリニックを訪ねることをおすすめします。

　2つ目は――医療機関での治療以外にも、選択肢はあります。

　たとえば薬物依存からの回復施設「ダルク」は全国各地にあり、入寮方式や通所方式のプログラムを提供しています。女性のための施設もあります。アルコールやギャンブルも、回復のための施設があります。

　アルコール依存の人がともに回復をめざす自助グループは、断酒会とAAがあり、いずれも全国各地で例会・ミーティングが行なわれています。薬物は自助グループＮＡ、ギャンブルはＧＡが、各地にあります。こうした自助グループは回復を続けるための大きな力となります。

　本人をまずどこにつなげるのがよいか、情報を集めてください。

　地域の精神保健福祉センターに電話で問い合わせるか、インターネットで検索してみるとよいでしょう。


　さて、飲酒・薬物・ギャンブル問題のある人を治療や回復の場につなげるには、タイミングが何より大切です。ですから、CRAFTプログラムを

最後までしっかり実行してからでなければできない……と考える必要はありません。

　家族の行動が変化すると、絶好のタイミングが意外と早く訪れることも多いのです。そのチャンスをぜひ、つかまえてください。

　当院での外来CRAFTプログラムでも、母親が通い始めてすぐにチャンスが訪れたケースもあります。CRAFTで勉強して今までのように小言を言わなくなったのと、息子自身が「このままではヤバイ」と思っていたタイミングがちょうど重なったのです。「一回だけでもいいから相談に行ってみない？」と母親が言葉をかけたところ、見事に成功しました。初回は母親と一緒に来院し、その後は一人で通院を続けています。

　一方、なかなか手ごわいケースもあります。ある妻は、夫の飲酒問題に長いこと悩み、抑うつ傾向が強くなって自信を喪失していました。CRAFTの全8回を終了しても、夫に変化が見られません。そこで「奥さんのうつ状態について説明したい」ということで、夫に来てもらいました。その際に「妻のうつ状態の原因は自分の飲酒だろう」と夫が感じていることが確認できたのです。

　そこに希望をつないで、妻が新しいコミュニケーションを実行できるよう支え続けました。するとやがて夫が自分から、「今度酒で失敗したら病院に行く」と言い出し、結局は治療につながったのです。

　あきらめずに、CRAFTで練習したことを継続していけば、どこかでチャンスが来る……と実感させてくれた事例です。

# 7

# 治療をすすめる

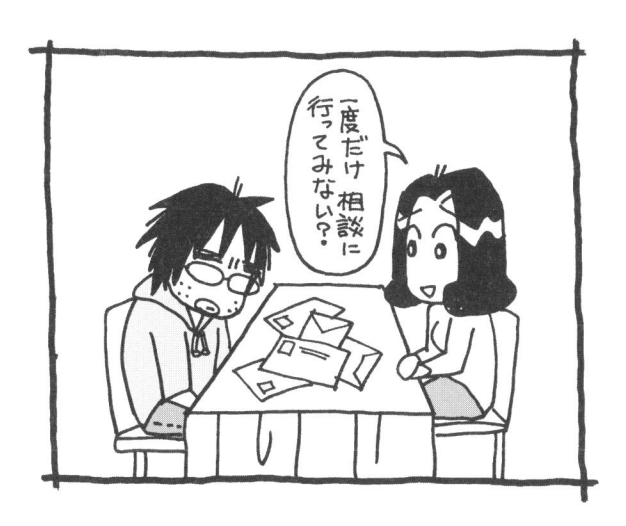

治療や自助グループなどをすすめるには、タイミングが大切です。本人が「その気になる」チャンスと、上手な伝え方の例をあげてみましょう。

## ▶後悔しているとき

　本人が飲酒・薬物使用・ギャンブルのために問題を引き起こし、後悔しているときです。
◆飲酒運転で逮捕された
◆薬物がらみで逮捕された
◆仕事上でトラブルを起こした
◆大切な約束が守れなかった
◆大勢の前で醜態をさらした
◆借金の返済がどうにもならなくなった
……など

### 伝え方の例

夫「昨日はあんなことになるとは思っていなかったんだ。悪かった」
私「昨日みたいなあなたを見るのは、とてもつらいわ。相談に乗ってくれるいい先生がいるんだけど、一度だけでも行ってみない？」

## ▶動揺しているとき

　周囲の人から予想外のことを言われたなど、ショックを受けたり不安になっているときです。
◆会社の後輩に「先輩と飲むのはどうも……」と嫌がられた
◆頼りにしていた友人から、つきあいを断たれた

◆隠していた借金が発覚した
◆子どもや孫が「酒臭い」と言って近寄ろうとしなくなった……など

### 伝え方の例

父「この間、じいちゃん酒臭いって言われてしまったよ。俺はそんなに酒臭いか?」
私「うん。におうよ。それに私はお父さんの身体のことが心配でたまらないの。一度、一緒に相談に行ってみない?」

## ▶知りたがったとき

　あなたが相談に行ったり、自助グループに参加していることなどについて、本人が話題にしたときです。
◆どんな話をしているのか、そこはどんなところなのかと聞いてくる
◆「そんなところへ行ってどうする」「よく飽きずに出かけるもんだ」など文句の形をとりながら、実は気になっている様子……など

### 伝え方の例

娘「お父さんたちこのごろ何しに行ってるのよ。私を無理やり病院に引っぱって行く相談でもしてるんでしょ?」
私「君にまだきちんと話していなかったな。お母さんとお父さんは、このごろ気持ちが落ちこんだりイライラすることが多くて、相談に行っていたんだ。その先生は、じっくり話を聞いてくれるし、何かを強制するようなこともしない。どうするか自分で決めさせてくれる。どうだ、君も、その先生のところに一緒に行ってみないか?」

### ▶変化に気づいたとき

あなたの行動が変わったことについて何か言ってきたときです。
◆最近どうも態度が違う、なんだかこの頃へんだぞ、と不思議がる
◆どうして前のように文句を言わないのか、何かたくらんでいるのか、と探りを入れてきた……など

### 伝え方の例

夫「おまえ、なんか変わったな。前は小言ばかり言ってたのに」
私「そうね、相談に行くようになって、私、すごく気持ちが楽になったの。夫婦の間が長持ちするように、いろいろ勉強しているの。あなたにも協力してもらえるとうれしいわ」

## ワーク1　どんなチャンスがある？

最近のできごと、本人の様子を思い浮かべてみましょう。次のようなことは何かありましたか？

●後悔していた

........................................................................

........................................................................

●動揺していた

..................................................................................

..................................................................................

●知りたがった

..................................................................................

..................................................................................

●あなたの変化に気づいた

..................................................................................

..................................................................................

## その気にさせる工夫

　問題が大きくなるにつれて、本人も心のどこかで「まずいな」「何とかしないといけない」と感じているはず。まったく問題がないと思っている人はおそらくいないでしょう。

　けれどその一方で、「入院だけはしたくない」「酒を取り上げられたくな

い」「薬をやめられるはずがない」「ギャンブルなしの人生なんて考えられない」など、心の中は揺れているのです。

このような状態の人に対して、どうアプローチすれば受け入れられやすいかを考えてみましょう。

次のような工夫があります。

◆いきなり「入院しないとダメ」のように言わず、まずは「診察を受けてほしい」と話す。病院や治療などの言葉を避け、「相談に行ってみないか」という言い方をするのもよい方法。

◆自助グループやリハビリ施設を勧める場合にも、「一度だけ見学を」「ためしに行ってみる」のような言い方をするとよい。

◆何が何でもイエスと言わせる勢いではなく、さりげなく誘う。

◆家族がすでにその病院や自助グループについて知っているなら、「話しやすい先生だ」「その会では、何も言わずに他の人の話を聞いているだけでも大丈夫」など、本人が安心できるような情報を伝える。

次のような言い方も有効です。
「私が最近、いろいろ調子が悪くて相談に行っていたでしょう。その先生がぜひ一度、あなたに会いたいって言うんだけど、次の予約のとき、一緒に行ってもらえない？」

## ワーク2　どんな言葉で伝える？

　これまでに出てきた伝え方の例や工夫（96〜100ページ）を参考にして、相手がどんな状況のとき（どんなふうに言ってきたとき）、あなたはどんな言葉で治療をすすめたらよいか、イメージしてみましょう。

**相手がこんな状況のとき**

..................................................................................................

..................................................................................................

**こんなふうに言葉をかける**

..................................................................................................

..................................................................................................

..................................................................................................

..................................................................................................

## 準備しておこう

相手がその気になったら、すぐに動けるように準備しておきましょう。

医療機関に出かける場合には、話をした当日か、遅くとも翌日には受診ができるよう、受診先とあらかじめ打ち合わせておくことが大切です。

また、相手が「うん」と言わないときの心の準備も必要です。最初の一回でうまくいかなくても不安にならずに「次の機会にまた試してみよう」と考えてください。

無理に食い下がって気まずい空気を残すより、また同じ話題を持ち出せるようにしておく方が賢明です。


実際にあったやりとりをもとにしてご紹介します。


母 「おまえにどうしてあげたらいいかわからないから、今、お母さんたちが病院に相談に行ってるんよ。おまえも、人からいろいろ言われるのイヤかもしれんけど、やっぱり体が心配やけん、一回病院に行ってみいへんで？」
息子「そうやなあ。いつか時間ができたら行ってみよか」
母 「今日は無理かなあ？」
息子「今日は仕事」
母 「ほなら今度、考えてみて」


このケースもその後に当院につながり、現在、断酒が続いています。

なお、話をしようとしたら相手が怒りだしたり、暴力の危険性を感じた

場合には、さっと引き下がってその場を離れることです。
　本人の状態が心配な場合や、強い拒絶にあってどうしたらよいかわからない場合は、治療機関などに相談してください。

　ギャンブルに関して付け加えておきます。
　アルコール・薬物の問題に比べて、外見上で目立ったサインが出ないため、本人は隠すことが可能です。ですから唯一と言ってよい介入のチャンスは「借金返済ができなくなってお手上げ状態になったとき」です。
　そのとき家族が返済したりせずに、本人を治療機関や自助グループなどにつなげることが大切です。75ページにも書いたように、問題は借金ではなく、ギャンブルなのです。

　治療をすすめるチャンスは、周期的にやって来ることが多いものです。
　今まであまり好機がなかったとしても、あなたがこれまで学んだCRAFTの方法で行動を変えていくと、チャンスは訪れやすくなります。

## 通信セミナー「私を生きる」スキル

アルコール・薬物・ギャンブル問題を抱えた人のご家族も多数受講されています。
3つのコースのうち特にⅠ・Ⅱは、人間関係とコミュニケーションを学ぶのに最適です。

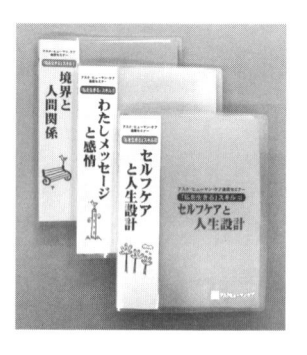

### Ⅰ 境界と人間関係
相手との適切な距離の取り方、私の責任と相手の責任、上手にノーと言う方法、安全な関係の条件、自分を守る方法など

### Ⅱ「わたしメッセージ」と感情
自分を主語に話す方法、気持ちの伝え方、もやもやした感情をどうするか、他人からの言葉の攻撃をまともに受けずにすむ方法など

### Ⅲ セルフケアと人生設計
自分を大切に生きる方法、ストレス対処法、問題解決法、決断のしかた、望みや夢の見つけ方など

**依存症への対応を学ぶ「ASKアルコール通信講座」もあります。**
病気の中身・本人の心理と家族の心理・治療や回復などについて体系的に学べる、日本で唯一の通信講座。**「基礎クラス」**と**「介入技法トレーニング・クラス」**があり、基礎クラスの復習テストは＜治療・援助者コース＞＜家族コース＞から選択できます。

**くわしくはアスク・ヒューマン・ケアへ**
**Tel 03-3249-2551（平日 10:00〜18:00）www.a-h-c.jp**

## おわりに

# 「自分を心から気遣う人がいる」
## とわかれば、治療につながる！

### メイヤーズ博士のCRAFTワークショップから

『Be!』編集部

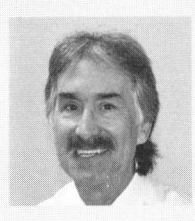

最後に、CRAFTプログラムの開発者であるロバート・J・メイヤーズ博士のお話をご紹介します。

2013年8月28日〜30日、吉田精次医師の企画・主催により、徳島でメイヤーズ博士の来日ワークショップが行なわれました。これは、そのエッセンスを『Be！』編集部がまとめたものです。

博士がプログラムに込めた思いをお伝えして、本書のおわりの言葉とします。

「依存症の家族を支援することは、私にとって単なる仕事ではありません。人生そのものです」

メイヤーズ博士は3日間のワークショップの冒頭で、こう語った。

父親の飲酒問題の中で育った。母は父を諭し、なじり、責め、家の中はいつも争いばかりだった。そんな家から逃れるように、17歳で海軍に入隊した。母は疲れ果てた末に、45歳で病気のため亡くなった。

父は後に自助グループにつながることができたが、母はしらふになった父の姿を見ることができなかった。

「もっと早く、大切な人を治療につなげる方法があれば」

それがメイヤーズ博士の原動力だ。

## CRAからCRAFTへ

CRAFTの原型であるCRA（コミュニティ強化アプローチ）は、依存症者への行動療法として1973年にネイザン・アズリン博士が開発。

メイヤーズ氏は75年から、アズリン博士のもとでCRAのセラピストとしてキャリアを積み、76年にはストリートで暮らす10代の子どもたちのためのプログラムを立案した。ここに、彼の発想がよく現われている。

更生のためのセンターには、片方の棟にセラピストたちがカウンセリングを行なう部屋、もう片方の棟にはゲームなどの遊びの部屋を用意した。

子どもたちは遊びの魅力にひかれ、ここに来るようになった。しかしセラピストが子どもに治療への声かけをしても、ちっとも来ない。

その報告を聞いたメイヤーズ氏は、「治療を勧めなくていいから、とにかく子どもたちと遊んで」と助言。セラピストと子どもたちはすっかり仲

よくなった。そこで氏は、「明日からは遊びの部屋には顔を出さず、セラピスト全員がカウンセリングの部屋でドアを閉めているように」と指示した。

子どもたちは仲よしのセラピストの姿が見えないことに戸惑い、彼らに会おうと、部屋を訪ねるようになった。

やがて子どもたちの順番待ちの列ができ、予約制の治療が始まった。CRAの方法にもとづき、自分の行動とその結果を振り返り、新しい行動に置き換えていくプログラムである。3年間に180人が参加し、売春や薬物使用をやめたり、学校に通い始めたりしたという。

このあと79年からメイヤーズ氏はCRAの方法をもとにした家族のためのプログラムを開発、90年にCRAFTが完成した。99年から助成金による調査研究が何度も行なわれ、およそ70％が本人の治療導入に成功するなど、有効性が立証された。

## 「帰ってきてくれてうれしい」

CRAFT（Community Reinforcement And Family Training　コミュニティ強化法と家族トレーニング）の「コミュニティ」とは、依存症者をとりまく環境のこと。

先ほどの子どもたちの例のように、人は自然と、嫌な方ではなく楽しいほうへ向かう。

アルコールやドラッグ漬けの生活よりも、しらふの生活の方がよいと思えるよう、家族に対してコミュニケーション法を中心にしたトレーニングを行なうのがCRAFTプログラムだ。

「依存症者の家庭というのは、責める声、叫ぶ声、言い争い……とてもネ

ガティブ（否定的）な場所です。それをポジティブ（肯定的）な場所に変えていくために最も必要なのが、コミュニケーションのスキルです」

　家族のプログラムにやって来る人たちは皆、「私がもっといい妻だったら」「もっといい母だったら」と自分を責めている。まずは「あなたが原因ではない」とはっきり言った上で、「けれどもあなたが行動を変えれば、必ず本人に影響します」と話す。

　メイヤーズ博士は、こんなケースを紹介した。
「私が指導していたセラピストのところへ、息子の問題で悩む母親がCRAFTプログラムを受けに来ました。彼女の夫は家族を捨てて失踪していました」

　母親は息子について、「悪いことばかりする」「愚か者だ」「ろくにシャワーも浴びない」「学校も行かない」「父親よりひどい。正真正銘のクズだ」と、セラピストに怒りをぶちまけた。

　セラピストは母親に、息子についてひとつでもいいから「喜べること」を探すように言い、それを息子に言葉で伝える練習を繰り返した。

　今までは顔を見れば叱りつけ、おまえはクズだと罵っていた母親が、「ケガをせずに無事に帰ってきてくれてうれしいよ」と息子に言うようになった。そして数週間後、背の高い息子が、治療の場に現われた──。
「なぜ息子は、治療に来たと思いますか？」と、メイヤーズ博士が参加者に問いかけた。会場から手が上がる。
「母親が変わったから、自分も変われると思って来たのでは？」
「いい答えですね。私は、こう思います。誰かが自分のことを愛している、自分を心から気遣っている人がいる。……それがわかれば、依存症者は治療につながるのです」

実際、CRAFTで治療に導入できた人のうち、多くが「家族が自分のことを大切に思っていることに気づいたから、治療に来た」と答えており、強制されて治療につながった場合よりもその後の経過がよいという。

## プラスの言い方を練習する

「従来の考え方では、本人のために何かしようとすると、すべてイネイブリングだと言われてしまいました。でも、望ましい行動（飲酒・薬物使用以外）には、評価の言葉をかけたり、やさしくしたほうがいい」
　そうすれば望ましい行動を促す効果がある。家族自身も、プラスの面に注目したりプラスの言葉を口にすることで、自分のイメージがよくなり、ストレスも減る。
　この変化を促すには、セラピスト自身が家族に対して、ポジティブな態度で接することが不可欠だ。
「たとえば家族がカウンセリングの時間に遅れたとき、『次は遅刻しないでください』ではなく『次は全部の時間を使いたいですね』と言うのです」
　このようにしてプラスの行動を強めるのと同時に、「マイナスの行動にはマイナスの結果がともなう」ことを体験できるようにする必要がある。
　イネイブリングは、「マイナスの結果への自然な流れを断ち切ってしまう」ことが問題なのだ。
　ただしメイヤーズ博士が強調していたのは、イネイブリングにあたる行動も、家族にとっては「必要があるからやっている」ということ。
「二日酔いの本人のため職場に欠勤の連絡をする……これはイネイブリングですが、家族にとっては、夫がクビになったら子どもを抱えて生活に困っ

てしまうかもしれません。家族にとって切実な行動を無理してやめさせるのではなく、家族自身の利益を損なわずに行動が変えられる場面を、考えて見つけ出す必要があるのです」

　この行動をやめたら、どんな支障が出てくるか？　その問題を解決するために、他にどんな方法があるか？　それを本人にどんなふうに伝えるか？──場面を選んでロールプレイし、家に帰って試してもらう。

## 治療をすすめるチャンス

「日本人はロールプレイが苦手なのですが」との質問も出た。
「アメリカ人も同じですよ。私は家族に対して『ロールプレイ』という言葉を使わずに『じゃあ練習してみましょうか』『ためしに私がやってみましょう』といった言い方をします」

　メイヤーズ博士は、家族に無理をさせないことが大事だと繰り返した。
　行動を変えようとしてもできないのは、家族が悪いのではなく、そもそも今の状況では無理なことをやらせようとしているか、実行するためのスキルをセラピストが教えていないから。
「できなかったという体験をさせるのではなく、できたという体験が必要です。スキルを教え、進み具合をチェックしながら、簡単なことから難しいことへ徐々にレベルアップします。小さな進歩も『やりましたね！』とほめる言葉をかけること。何かができたという喜びを味わうことが大切です。依存症者と暮らしている家族にとって、それはもしかしたら、何年ぶりかのプラスの体験かもしれません」

　プラスの体験ができた家族は、本人に対しても、プラスの働きかけがで

きるようになる。
　治療をすすめる絶好のチャンスは、次のようなときだ。

●飲んだ結果起きたことについて、本人が後悔している
●家族が何を相談に行っているのか、本人が聞いてくる
●なぜ最近、家族の態度が変わったのか、本人が知りたがる

　そのときに効果的な言い方は、たとえば次のようなもの。
「もっと早く話せばよかったんだけど、3週間くらい前からセラピストのところに通っているの。私たちの関係が心配だったから。もしあなたが一緒に来てくれたら本当にうれしい」
「私がセラピストのところに行っているのは、あなたがお酒を飲むと悲しくて寂しくなるからなの。一緒にセラピストのところへ行ってほしいの。一度だけ。もし嫌だと思ったら、2回目は行かなくてもいいから」
　ワークショップに参加していた回復者カウンセラーは、次のように自分の思いを語った。
「あのころ、家族みんなが自分を避けるばかりで、さびしかった。もしも当時、自分の言葉を聞いてもらえたり、存在を認めてもらえる……そんな体験があったら、もっと早く自分の飲酒をなんとかしようと考えただろう」

■吉田精次

精神科医。昭和56年、徳島大学医学部卒。平成13年からアルコール依存症治療を開始。刑務所における薬物離脱教育や、ギャンブル依存症の治療にも取り組み、現在は依存症全般を専門として治療にあたっている。受診を拒む当事者への対応に困り果てた家族からの相談を受ける中でＣＲＡＦＴと出会い、可能性の大きさを実感した。藍里病院あいざと依存症研究所所長。同院副院長。

■特定非営利活動法人ＡＳＫ（アルコール薬物問題全国市民協会）

アルコールをはじめとする依存性薬物問題を予防し、人々の健康の維持・増進及び回復に寄与することを目的に活動しています。ホームページ www.ask.or.jp
『季刊Be！』（依存症・AC・人間関係…回復とセルフケアの最新情報）を発行。依存症への対応を学べる日本で唯一の通信講座「ASKアルコール通信講座」も企画・運営。
アスク・ヒューマン・ケアは、ＡＳＫの出版・研修事業部門です。
ホームページ www.a-h-c.jp

---

## アルコール・薬物・ギャンブルで悩む家族のための7つの対処法—CRAFT

吉田精次＋ＡＳＫ（アルコール薬物問題全国市民協会）

2014年10月15日　第1刷発行
2024年　1月20日　第5刷発行

発行者　今成知美
発行所　特定非営利活動法人ASK
〒103-0014　東京都中央区日本橋蛎殻町1-2-7-1F
Tel 03-3249-2551　Fax 03-3249-2553
発売　アスク・ヒューマン・ケア
印刷所　明和印刷株式会社
定価はカバーに表示してあります。
落丁・乱丁本はお取替えします。

©ASK HUMAN CARE 2014 Printed in Japan
ISBN978-4-901030-21-2